EINLEITUNG

Dieses Buch ist gefährlich. Ein bisschen gefährlich. Bevor du also weiterliest, aufgepasst: Es ist gelegentlich nicht ganz ernst gemeint!

Gemein ist es auch, allerdings nicht so bissig, dass es körperliche oder seelische Schäden verursachen würde. Am ehesten lässt sich dieses Buch mit Hämorrhoiden vergleichen: manchmal angenehm, manchmal schmerzhaft, ein wenig peinlich und gelegentlich Grimassen verursachend.

Einige der Ratschläge sind sogar wirklich hilfreich. Den meisten solltest du allerdings mit größter Skepsis begegnen. Du entscheidest – auf der sicheren Seite bleibst du aber nur, wenn du das Buch völlig ignorierst und stattdessen lieber gärtnerst.

In deiner Jugend kam dir wahrscheinlich jeder über 40 uralt vor, aber so richtig alte Leute gab es kaum. Heute wimmelt es überall von Oldies, selbst auf Rockkonzerten (vor allem auf der Bühne).

Auch wenn die Stones noch weiter rocken, du hast deinen Beitrag geleistet. Lass dich also nicht unterbuttern. Und lass dich vor allem vom Altwerden nicht runterziehen – du weißt schließlich nie, ob du wieder auf die Beine kommst! Ignoriere Hüftbeschwerden, Haarausfall, Faltengebirge und Altersflecken. Oder genieße sie jetzt, denn ins Grab kannst du sie nicht mitnehmen.

Dieses Buch wirft ein humorvolles Licht auf die Klischees und täglichen Kämpfe, mit denen du konfrontiert bist, seit du deinen Zenit mehr als ein wenig überschritten hast. Ob jung oder alt – niemand ist vollkommen. Mag sein, dass wir im Herzen jung geblieben sind, auch wenn es überall sonst bröckelt. Und ob es uns gefällt oder nicht: Altern ist noch immer die beste Methode, sehr lange zu leben.

KAPITEL 1

Mit 60 fängt das Leben an

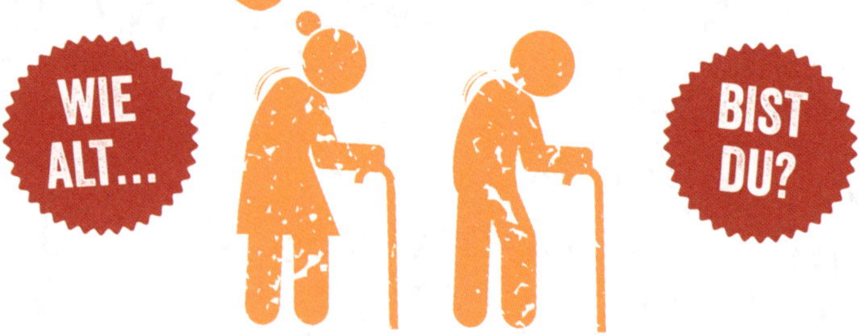

ZWÖLF ANZEICHEN, DASS ES MIT DIR BERGAB GEHT

Falls du grübelst, ob du überhaupt schon zu den Oldies gehörst, hilft dir dieses Kapitel vielleicht auf die Sprünge. Ein erstes Anzeichen ist, wenn du gerade darüber sinnierst, woher wohl der Ausdruck »bergab gehen« stammt. In dem Fall hast du offenkundig jede Menge Muße. Kann es sein, dass du Quizsendungen im Fernsehen guckst, Sudokus löst und gelegentlich im Ohrensessel einnickst?

»Es geht bergab« bedeutet schlichtweg, dass der Höhepunkt hinter dir liegt und der Rest des Wegs abwärts führt. Wahrscheinlich schmerzen deine Knie deswegen so! Neben knirschenden Kniegelenken und jeder Menge Freizeit gibt es noch zwölf weitere Anzeichen dafür, dass es mit dir bergab geht:

1. Das offenkundigste Zeichen für einsetzende Vergreisung: Du vergisst dein eigenes Alter. Du weißt, du bist 36 oder 37 Jahre alt, musst die genaue Zahl aber anhand deines Geburtsjahrs errechnen. Oh ja, der Verfall beginnt früh! Kinder vergessen nie, wie alt sie sind, weil sie sich danach sehnen, endlich zu wachsen und älter zu werden. Sie fiebern dem nächsten Geburtstag quasi entgegen. Sind Menschen dann aber erst mal Mitte dreißig, fürchten sie sich vor ihrem nächsten Geburtstag. Der Augenblick, an dem du dir erste Sorgen wegen deiner Gedächtnislücken machst, markiert die Schwelle zum Alter. Jeder vergisst gelegentlich was – nur alte Leute machen sich deswegen Sorgen.

2. Du reinigst regelmäßig deine Besteckschublade. Angesichts der grässlichen Krümelhaufen kaufst du dir vielleicht sogar einen brandneuen Besteckkasten aus Plastik. So, jetzt haben alle Löffel, Gabeln und Messer ihr eigenes Abteil! Am Abend gehst du dann mit dem wohligen Gefühl ins Bett, etwas vollbracht zu haben.

3. Du wirst zum Hypochonder. Bei jedem Ziehen in der Brust fürchtest du einen Herzinfarkt, bei jedem Niesen eine Embolie.

4. Mindestens einmal die Woche gehst du aufs Katzenklo, um dir den Weg zur Toilette zu sparen.

5. Du diagnostizierst dir selbst einen Reizmagen. Wahrscheinlich hast du keinen, und noch mehr Tabletten solltest du sowieso nicht schlucken. Finde dich einfach damit ab: Je älter du wirst, desto weniger Nahrungsmittel verträgst du.

Früher warst du nur gegen Nüsse allergisch, jetzt bekommen dir Hülsenfrüchte, Eier und Brot nicht mehr, und du fürchtest, dass du bald nur noch Proteinshakes durch einen Strohhalm zu dir nehmen kannst.

6. Als Mann fährst du einen Mitsubishi Colt und könntest einen Vortrag über die Namensgeschichte des Modells seit der Markteinführung in den Sechzigern halten. Als Frau besitzt du einen Honda Civic mit Heckklappe. Farbe: rot oder silber.

7. Du hältst deinen Benzintank absichtlich immer fast leer, damit du nicht 1000 Kilometer in die Irre fahren kannst, wie letztes Jahr, als du dich bei einer Fahrt zum nächstgelegenen Supermarkt irgendwie verfranzt hast.

8. Am liebsten schläfst du.

9. Du findest mindestens zwei Schauspieler in *Best Exotic Marigold Hotel* sexy.

10. Du siehst so viele Kochsendungen, dass dir der Ausdruck *sous vide* ständig im Kopf herumgeistert.

11. Deine Kinder glauben, du freust dich über jeden Mist, den sie dir zu Weihnachten schenken.

12. Nach einem Sturz bleibst du liegen, bis Sanitäter die Tür aufbrechen.

Wie alt
FÜHLST DU DICH?

Erkennst du den Weisen mit den blitzenden Augen, der dir aus dem Spiegel entgegenblickt? Oder kommst du dir vor, als hätten Aliens dich entführt, 40 Jahre durch die Galaxie geschleift und schließlich wieder vor dem Badezimmerspiegel abgesetzt?

Gewöhn dich daran: Diese Dörrpflaume im Spiegel bist du! Spätestens seit *Interstellar* wissen wir ja, dass die Entführungstheorie nicht greift: Da Matthew McConaughey sich mit annähernd Lichtgeschwindigkeit durch das Weltall bewegte, blieb er jung – während die Kinobesucher in ihren Sesseln um Jahre alterten.

Junge Partner halten jung

Hollywoodstars und Sportlegenden machen es uns vor: Ein halb so alter Partner wirkt wie ein Jungbrunnen. Dabei muss man nicht Madonna oder Diego Maradona heißen, um sich ein Küken angeln zu können. Ein paar Milliarden auf dem Konto reichen vollkommen.

In allen Beziehungen geht es letztlich ums Geld, aber man braucht nicht unbedingt eine tolle Yacht, um sich einen jungen Partner zu angeln. Manchmal genügt eine zur Auszahlung fällige Lebensversicherung. Heutzutage kämpfen viele junge Menschen mit finanziellen Problemen. Wenn du über 55 bist, verwahrst du wahrscheinlich mehr Geld in der Keksdose, als ein 30-Jähriger im ganzen Monat ausgeben kann.

Sei ehrlich

Selbst wenn du seit Jahren in einer festen Beziehung bist, solltest du dir unbedingt einen jüngeren Partner suchen. Da es bekanntlich für jedes Deckelchen ein Töpfchen gibt, stehen die Chancen doch hervorragend, dass es da draußen ein weiteres passendes, deutlich knackigeres Töpfchen gibt. Willst du wirklich weiter mit deinem bisherigen Partner Richtung Grab schlurfen? Ja? Na, dann herzlichen Glückwunsch! Trotzdem machst du dir etwas vor (möglicherweise ein weiteres Zeichen für zunehmende Senilität). Glaubst du wirklich, von sieben Milliarden Menschen auf der Welt gehört ausgerechnet ihr zwei zusammen? Wie gesagt, Töpfchen gibt es da draußen jede Menge, du musst dich also nicht mit faulen Kompromissen abfinden. Hand aufs Herz: Du bist doch Kompromisse eingegangen, oder? Deswegen fühlst du dich so alt!

Bleib gesund

Kürzlich zeigte eine Studie der Soziologin Hui Liu von der Michigan State University, dass unglücklich verheiratete Menschen mit größerer Wahrscheinlichkeit an Depressionen, Bluthochdruck und Herzerkrankungen leiden. Und fetter sind sie auch. Also nimm die Finger aus der Sahnetorte und gesteh dir endlich ein, dass dein Partner dich nervt. Das könnte buchstäblich dein Leben retten!

Das Geheimnis eines LANGEN LEBENS: *IMMER STUR* WEITERATMEN!

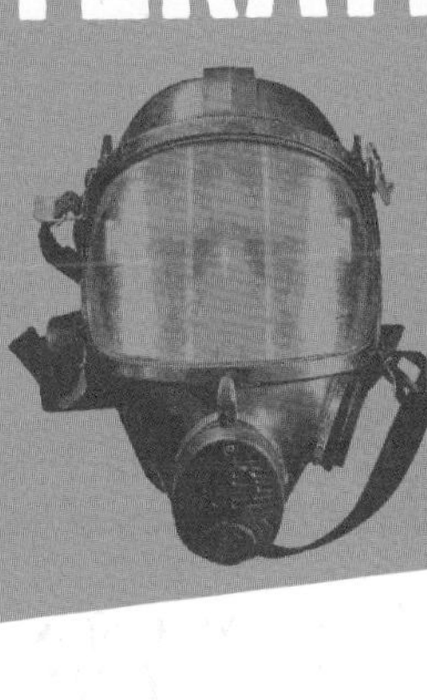

Wir sind uns also einig: Seitensprünge mit einem jüngeren Partner sind ratsam. Hier erfährst du, wie du einen knackigen Dating-Partner findest und in deinen Bann ziehst.

DAS DATING-SPIEL

Männer

1. Lass deine restlichen schütteren Härchen möglichst lang wachsen und kämm sie dir von beiden Seiten über die Glatze. Vielleicht glaubst du ja, junge Frauen würden Donald Trump nur wegen seines Reichtums begehren, doch sein volles orangefarbenes Haupthaar trug sicher auch einen Teil dazu bei. Okay, Spaß beiseite. Frauen sind nur scharf aufs Geld.

2. Rede nie über Gefühle. Frauen behaupten immer, sie wünschten sich einfühlsame Männer mit Sinn für Humor. Doch ist dir schon mal aufgefallen, dass sie sich nur um Komiker scharen, die das Olympiastadion ein paar Mal hintereinander füllen können? Frauen wollen Geld, keine Tränen oder Witze.

3. Sie wollen Geld.

4. Siehe oben.

5. Du hast deine Hypothek weitgehend abbezahlt, ein Nettovermögen von 100 000 Euro und eine Keksdose voller Kleingeld? Du bist im Geschäft!

Frauen

1. Männer schätzen deine Erfahrung im Bett, aber verbirg deine wahren Gelüste, bis du deinen neuen Freund besser kennst. Verrate ihm keinesfalls vorschnell, worauf du wirklich Lust hast: eine Tasse Kakao und eine Wärmflasche.

2. Nicht nörgeln, nicht kritteln, nicht bemuttern. Männer brauchen keine zweite Mama. Sie wollen geschätzt und geliebt werden, und vor allem möchten sie regelmäßigen, unkomplizierten Sex mit scharfen reifen Frauen wie Helen Mirren.

3. Betone regelmäßig, dass du die Wechseljahre schon hinter dir hast (auf erotische Weise, etwa indem du dich beim Niesen einnässt). Das kommt doppelt so gut an, denn erstens fürchten junge Männer nichts mehr als ungewollte Schwangerschaften und zweitens sparen sie bei dir Geld für Kondome, was bedeutet, dass mehr von ihrem Mindestlohn für Pflegeprodukte und Milchkaffee übrig bleibt.

4. Kauf dir einen Ultra-HD-Flachbildfernseher mit mindestens 52-Zoll und eine Xbox. Dann wollen junge Männer noch mehr Zeit in deiner Gesellschaft verbringen.

5. Kauf dir *Call of Duty: Advanced Warfare* und einen vibrierenden Gaming-Chair. Dann kannst du deinen Freund bitten, bei dir einzuziehen. Die Chance, mietfrei zu leben und die Anzahlung auf ein eigenes Häuschen zusammenzusparen, wird er sich nicht entgehen lassen.

Senioren

IM FILM

Hollywood war immer ein Tempel des Jugend- und Schönheitskults, weshalb Oldies von der Traumfabrik genauso klischeehaft dargestellt werden wie alles andere, was weder jung noch schön ist:

In Filmen sind Senioren entweder missmutige alte Grantler oder exzentrische, aber lebenskluge Damen. Auch wenn sich die Figuren dann letztlich als ganz unklischeehaft erweisen, verstärkt Hollywood gängige Vorurteile nur noch, indem es sie anfänglich bedient. Welchen Beweis brauchst du noch, dass die Filmindustrie von einer Bande sich selbst hassender Greise geführt wird?

1. SIE SIND VERRÜCKT ODER GEBRECHLICH

Das einzige Abenteuer, das Oldies im Film gewährt wird: Zu Beginn sind sie alt, gelangweilt und gelähmt, dann verwandelt sie ein Deus ex machina in springlebendige silberhaarige Hüpfbälle (siehe *Cocoon* oder *Das Wunder in der 8. Straße*). Sorglos erfreuen sie sich des Lebens – und fallen plötzlich tot um. Wie ergreifend!

2. SIE BRAUCHEN NUR EINEN SANFTEN TRITT IN DEN HINTERN

Der erste Preis für Gerontophobie geht eindeutig an *Charlie und die Schokoladenfabrik* – ein Extrembeispiel für die »Verjüngung fauler älterer Herrschaften«. Zu Beginn des Films sind alle vier Großeltern seit mindestens zwei Jahrzehnten ans Bett gefesselt, doch dann springt der 96,5 Jahre alte Opa Josef plötzlich auf, um die Hälfte von Charlies Goldener Eintrittskarte für sich zu reklamieren.

3. SIE STERBEN ALLE

In Hollywood droht jeder Figur über 65 bei jedem herzlichen Lachen ein Herzinfarkt – dafür sterben die alten Herrschaften aber nur, wenn gerade alles in Butter ist:

Alte Männer sterben an Herzattacken, alte Frauen im Schlaf.

Ein alter Mensch nimmt Rache oder versöhnt sich – und fällt wenig später tot um.

Geliebte Menschen sterben immer mit offenen Augen und jemand muss ihnen die Lider schließen.

4. NETTE ALTE DAMEN KÖNNEN IHREN TODESZEITPUNKT WÄHLEN

Manche Senioren dürfen sich aussuchen, wann sie sterben, insbesondere fröhliche alte Damen. Nach kurzer Krankheit lassen sie einfach los, gewähren noch eine kurze Szene am Sterbebett und gleiten dann sanft ins Jenseits, begleitet vom Schluchzen der Umstehenden.

5. ALTER IST GROTESK

Alt werden ist das Schlimmste, was einem widerfahren kann. In Science-Fiction-Streifen altern fiese Typen zur Strafe über Nacht (gelegentlich handelte es sich die ganze Zeit über um einen Oldie in einem jungen Körper). Unzählige Episoden von *Raumschiff Enterprise* enden damit, dass ein wunderschöner, kleinmädchenhafter Alien im Zeitraffer altert.

6. SENIOREN FLUCHEN NICHT UND SIND NICHT GEIL

Wenn alte Menschen fluchen oder lüsterne Gedanken eingestehen, dient das immer einem komischen Effekt. So als wäre ein alter Mann, der von einer jungen Frau träumt, ebenso ungewöhnlich wie einer, der alle Nachbarskinder einlädt, auf seinem geliebten englischen Rasen herumzutrampeln.

7. ALTE MENSCHEN SIND UNZUFRIEDEN

Traurige, verbitterte, frustrierte Alte – aus dieser Mine bedient sich Hollywood seit Jahren. Damit erweckt die Filmindustrie den Eindruck, Senioren würden am Ende ihres Lebens traurig ihren unerfüllten Träumen nachhängen und an längst vergangenen Geschichten nagen. Im Film werden alte Menschen gnadenlos gezwungen, auf ihr vergeudetes Leben zurückzublicken.

8. OLDIES SIND KLEIN UND SCHWACH (VOR ALLEM ÄLTERE DAMEN)

Dieses Stereotyp vom kleinen, schwachen Altchen wird sogar noch bedient, wenn eine gebrechlich wirkende alte Dame einen Schurken mit einem Karateschlag niederstreckt oder einen nervösen Räuber mit ihrem Gehstock verdrischt und dazu kräftig flucht. Wie viele große, kräftige alte Filmfiguren fallen dir denn ein – mal abgesehen von den von James Cromwell oder Clint

Eastwood dargestellten Charakteren? (Dafür spielen Cromwell und Eastwood seit Anfang der Neunziger nichts anderes.)

9. GENIAL ODER BLÖD

Alte Menschen sind im Film entweder unendlich weise (Gandalf, Dumbledore, Obi-Wan Kenobi) oder sagenhaft blöd. Dazwischen gibt es fast nichts. Manchmal stellt sich ein Senior nur blöd und ist in Wirklichkeit weise, doch normalerweise sagen alte Leute nur unabsichtlich Kluges: senile Greise mit wenigen luziden Augenblicken (gehören eigentlich sofort auf die geschlossene Station!).

10. ALTE DAMEN SIND OFT VERKLEIDETE MÄNNER

Mitunter geistern durch Hollywoodfilme mehr Transen (Dustin Hoffman in *Tootsie*, Robin Williams in *Mrs. Doubtfire*, Chris Tucker in *Das fünfte Element*) als echte Ladys. So ziemlich jeder männliche Hollywoodstar hat an einem Tiefpunkt seiner Karriere schon mal eine ältere Frau gespielt (löbliche Ausnahme: Tom Cruise; allerdings jammert er in *Krieg der Welten* ständig herum wie ein Waschweib, schlimmer noch als Dakota Fanning, seine unablässig kreischende 10-jährige Filmtochter.)

Welcher
SENIORENTYP BIST DU?

Dieser Persönlichkeitstest verrät dir, wie gut du mit Freud und Leid des Alters klarkommst. Gehörst du zu den verbitterten, einsamen Grantlern oder klammerst du dich verzweifelt an deine längst vergangene Jugend?

1. Wo hängt dein Hosenbund?

a. Irgendwo auf Kniehöhe – ich will ja schließlich meine Hilfiger-Slips herzeigen.

b. Auf Hüfthöhe natürlich.

c. Hält meine Brust schön warm, Liebes.

d. Ich schnalle den Gürtel um die Stirn und schneide mir Sehschlitze in die Hose. Ich bin ein Ninja!

2. Welches Auto kaufst du dir als Nächstes?

a. Subaru Impreza Rallye-Version mit getönten Scheiben, aufgeklebten Feuerzungen, Lichtbändern im Unterboden und einer Stereoanlage, die deine Ohren bluten lässt.

b. Honda Civic mit Heckklappe, silber.

c. Ein Elektromobil.

d. In zwei Jahren bin ich sowieso tot, da verschwende ich doch kein Geld für ein neues Auto!

3. Was machst du, wenn du mit der Zeitung durch bist?

a. Ich lese keine Zeitung, nur den Newsfeed auf meinem Smartphone.

b. Ich behalte Kreuzworträtsel und Sudoku und werfe den Rest in den Pappmüll.

c. Ich hebe sie auf. Wer weiß, wozu sie noch einmal nützlich sein könnte?

d. Ich verwende sie als Toilettenpapier oder füttere damit Enten. Oder ich bastle einen Pappmaschee-Kopf daraus, lege ihn in mein Bett und mache mich aus dem Staub. Man versucht, mich hier nämlich zu vergiften!

4. Was ist Lipdubbing?

a. Meine Lieblingsfreizeitbeschäftigung nach *Minecraft*-Spielen.

b. Eine spezielle Art der Musikvideo-Herstellung, bei der während der Nachbearbeitung Playback und Lippensynchronisation kombiniert werden.

c. Auf meinen dritten Zähnen verschmierter roter Lippenstift.

d. Das Besprühen von Gesprächspartnern mit Speichel und Essensresten, während man über Ausländer herzieht.

5. Was tust du, wenn Kinder vor deinem Haus spielen?

a. Ich gehe raus und spiele mit.

b. Ich schaue ihnen zu und erfreue mich – aus sicherer Entfernung – an ihrem Überschwang.

c. Ich brülle: »Runter von meinem Rasen, sonst rufe ich die Polizei!«

d. Ich ballere das Magazin meines Jagdgewehrs leer und schaue mir *Gran Torino* an, bis die Polizei kommt.

6. Wann bist du das letzte Mal vor dem Fernseher eingeschlafen?

a. Heute Morgen um drei; vorher war ich in der Tabledance-Bar.

b. Letzte Woche. Ich schaue nicht viel fernsehen.

c. Heute früh … und heute Nachmittag noch mal.

d. Das geht dich verdammt noch mal nichts an!

7. Was ist dein Lieblingsgetränk?

a. Fliegender Hirsch.

b. Ein Gläschen Wein.

c. Eine gute Tasse Tee.

d. Rachenputzer von Aldi, runtergespült mit einem Schluck Laktulose.

8. Wie sieht dein perfekter Nachmittag aus?

a. Sechs Stunden lang auf dem Tablet *Hearthstone: Heroes of Warcraft* spielen.

b. Alte Freunde treffen und gemütlich zu Mittag essen.

c. Auf Kaffee und Kuchen ins Gartencenter schlurfen.

d. Eine Familienpackung Käsebällchen futtern, die unter der Couch lag, und dann ohne Hose durch die Straßen irren.

9. Magst du Computer?

a. Klar, aber nur welche mit Unix-basiertem Betriebssystem.

b. Computer sind toll, ich lerne jeden Tag etwas Neues.

c. Seit mein zehnjähriger Enkel den Papierstau im Drucker behoben hat, läuft mein Rechner langsamer.

d. Wir sollten lieber wieder Rechenschieber und Abakusse verwenden, wie damals in der Schule.

10. Gefällt dir Rap?

a. Fiddy und Eminem sind meine Homies, oh ja.

b. Manches mag ich, aber Dr. Dre hat sich verkauft, als Beats zu Apple ging.

c. Diese Hiphopster sollten alle ihre Hosen hochziehen und sich einen Job suchen.

d. Diese Hiphopster sollten alle ihre Hosen hochziehen und in die Länder zurückgehen, aus denen sie gekommen sind.

Resultate

VORWIEGEND A

Du versuchst, dich an die Kids ranzuwanzen, aber wach auf, Opa/Oma, du machst dich zum Gespött! Ist dir je der Verdacht gekommen, dass du es vielleicht übertreibst? Du willst ewig jung bleiben und kannst nicht akzeptieren, dass du alt wirst.

VORWIEGEND B

Du hast im Alter eine gute Balance gefunden. Du weißt, wer du bist, und akzeptierst einige altersbedingte Einschränkungen, doch du machst das Beste aus deinem Lebensabend. Einfach auf der Couch rumhängen und faulenzen, das ist nicht dein Ding. Einer aktuellen Studie der Universität Yale zufolge lebst du dank deiner positiven Grundeinstellung siebeneinhalb Jahre länger als deine grantigen Mitsenioren.

VORWIEGEND C

Du versuchst, in Würde zu altern, doch du lässt dich ein wenig hängen. Reiß dich ein bisschen mehr zusammen! Vermutlich pflegst du eine leichte Depression und riechst nach Urin.

VORWIEGEND D

Du bist ein miesepetriger, gereizter, fauler, rassistischer alter Sack, den niemand in seiner Nähe haben will. Du verschärfst den Generationenkonflikt. Höchste Zeit, dass du dich mit der Welt versöhnst oder endlich Rache nimmst, denn die Vergangenheit lastet tonnenschwer auf dir. Und übrigens: Hat dir schon mal jemand gesagt, dass du ein bisschen senil wirst?

KAPITEL 2

Geld

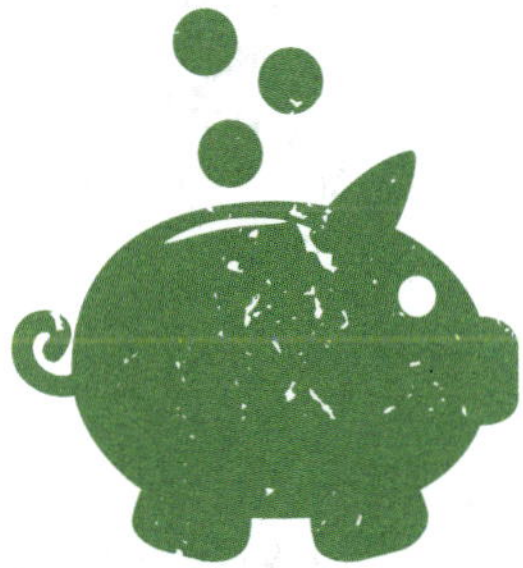

WARUM SIND ALLE STUDENTEN DRECKIGE, FAULE SCHMAROTZER?

Im Jahr 2013 enthüllte ein Artikel im *Guardian* das schockierende Benehmen britischer Studenten. Eine Reinigungskraft im Studentenwohnheim verriet: »Am liebsten laufen sie die Treppe rauf und pissen dann runter. Das machen sie mehrmals die Woche.«

Amerikanische Studenten sind auch nicht viel besser. Viele Unis sind linke Enklaven, bevölkert von politisch korrekten, hippiemäßig dreckigen Öko-Schwuchteln. Als ob es die Achtziger nie gegeben hätte!

Zum Teil lässt sich dieses Verhalten sicher mit den mitunter astronomischen Kosten für eine Universitätsausbildung in diesen Ländern erklären: Entweder die Studenten betrachten ihre Exzesse als im Preis inbegriffen oder sie protestieren gegen das Schweinesystem, indem sie sich saumäßig benehmen.

Vergiss nicht, dass die meisten Studenten zum ersten Mal im Leben nicht mehr zu Hause wohnen, also erst jetzt die Gelegenheit haben, Treppen hinunterzupissen, ohne dass Mama ihnen den Hintern versohlt. Studenten verfügen über prächtige, brandneue Prostatas und wollen zeigen, wie toll sie ihre Blase kontrollieren, indem sie wild in der Gegend herumpinkeln. Von diesem Überschwang sollten wir uns besser etwas abschneiden, anstatt darüber zu nörgeln. Im Grunde feiern die Studenten ihre Jugend, das ist schon fast Kunst.

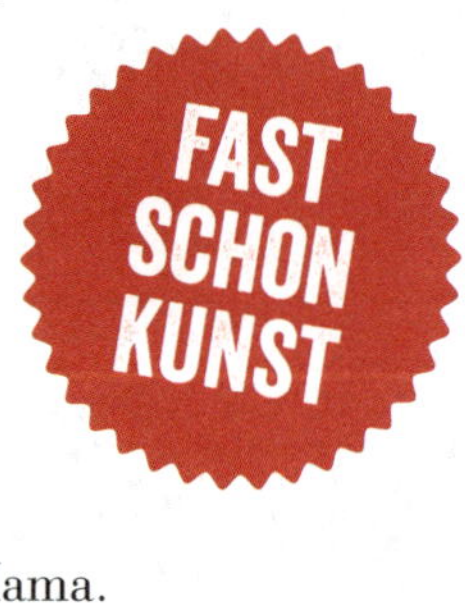

Studenten sind die abgebrühten Veteranen eines antiquierten Schulsystems und mussten viele Mühen auf sich nehmen, um so weit zu kommen. Jahrelang mussten sie sich anhören, dass ihre Schulnoten über ihre zukünftige Karriere, ihr Einkommen und ihren Wohlstand entscheiden. Jetzt, an der Uni, merken sie, dass sie weiterpauken müssen wie verrückt, und das ohne Rundumversorgung im Hotel Mama. Die Bewohner von Studenten-WGs müssen sich mit Mäusen in Schränken, Silberfischen in Teppichen und Schnecken im Bad herumschlagen. Studien zeigen, dass Studenten unter umso schlimmeren Verhältnissen hausen, je teurer ihre Stadt ist. Wenn du in einer solchen Räuberhöhle leben müsstest, würdest du dann nicht auch nur ein Mal pro Woche deine Unterhose wechseln? Würdest du gebrauchte Kondome nicht auch auf dem Kühlschrank lassen? Würdest du nicht auch gelegentlich ins Treppenhaus kotzen?

Genie und mangelnde Hygiene gehen Hand in Hand: Bekanntlich sprang Archimedes gleich wieder aus dem Bad, als er bemerkte, dass sein Körper ein identisches Volumen an Wasser verdrängt. Alexander Fleming entdeckte das Penizillin nur, weil sein Labor so versifft war, und Marie Curie gewann nur deswegen zwei Nobelpreise, weil sie ihre Zeit nicht damit verschwendete, sich zwischendurch radioaktive Isotope von den Händen zu waschen.

Lange Haare, verschmutzte Kleidung und fieser Körpergeruch lassen sich auch als Protest auffassen – und, bei Gott, Studenten protestieren ja ständig gegen alles Mögliche. In ihnen brodelt all der Zorn gegen eine Gesellschaft, die ihnen ermöglicht, herumzusitzen und über Missstände nachzudenken.

Studenten bezahlen keine Steuern, weil sie nichts verdienen. Sie tragen nichts zum Gemeinwohl bei. Wer Naturwissenschaften (oder noch arbeitsaufwändiger: Architektur) studiert, sitzt rund um die Uhr am Schreibtisch. In der Öffentlichkeit herumgammeln sieht man also nur Kunst- und Medienwissenschaftsstudenten, doch diese Kiffer, Möchtegerndichter und -popstars repräsentieren in keiner Weise die gesamte Studentenschaft. Die künftigen Wirtschaftskapitäne sitzen büffelnd in ihren Stuben, verdienen nebenher jährlich über 50 000 Euro als Daytrader oder gründen Start-ups. Die Studenten, die man bei helllichtem Tag herumlaufen sieht, beziehen morgen Sozialhilfe, schlagen sich als hungernde Künstler durch oder machen das Programm beim Privatfernsehen.

Wie man

MIT EINER KLEINEN RENTE AUSKOMMT

Schlimm, dass man als Rentner mit deutlich weniger Geld auskommen muss als zuvor! (Wobei dein verfügbares Einkommen aller Wahrscheinlichkeit nach deutlich über dem eines durchschnittlichen 25-Jährigen liegt.) Zum Glück lassen sich viele Fix- und Lebenshaltungskosten mit ein paar Tricks erheblich senken.

1. Kauf nichts, das du nicht buchstabieren kannst. Bekanntlich besteht ein starker Zusammenhang zwischen Bildungsniveau und Einkommen – je schwächer deine Orthografie ist, desto mehr musst du knausern. Also, Finger weg von Langusten-Ragout, Entenleberparfait und Amaranthbrötchen! Gleiches gilt für Restaurants: Versprechen sie ihren Gästen »dekonstruierte«, »lukullische« oder »elysische« Erfahrungen, zahlt man Wucherpreise.

Der Anfang
des Ruhestandes
ist der Anfang
vom Ende

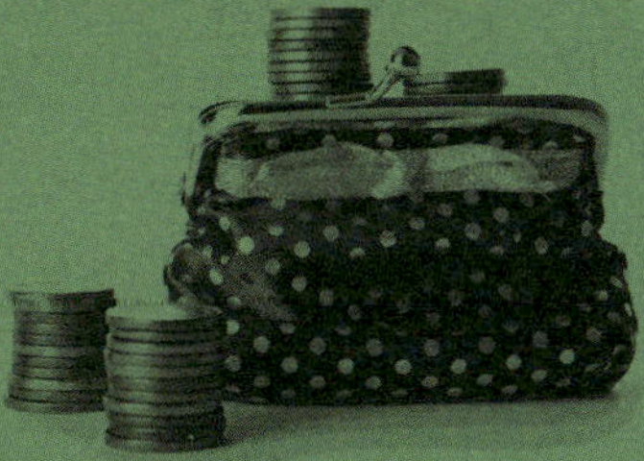

DEINER
ERSPARNISSE.

2. Kauf geschnittenes Brot, das spart Arbeit und Zeit, die du beim Online-Bingo verdaddeln kannst.

3. Bewahre die Deckel von Marmeladengläsern und Milchflaschen auf und versuche, im Supermarkt damit zu bezahlen. Wenn sich hinter dir eine endlose Schlange gebildet hat, wird der Marktleiter dich durchwinken, nur um dich loszuwerden.

4. Wirf nie alte Zahnbürsten weg. Sie eignen sich ideal, um Korridore oder die Decks großer Schlachtschiffe zu schrubben.

5. Steck nicht alle deine Ersparnisse in eine Keksdose, denn dort schauen Einbrecher als Erstes nach. Leg das Geld besser in Crack an, steck es in ein Kondom und verschluck es oder schieb es dir in den … na, du weißt schon. So bist du hundertprozentig auf der sicheren Seite.

6. Kauf im Supermarkt immer Eigenmarken: Sie sind billiger, oft ebenso gut – und verursachen ganz wie die Edelmarken chronische Gastritis und Verstopfung. Bei der nächsten Dauersitzung auf der Toilette kannst du dich dann wenigstens damit trösten, dass du den Gürtel enger geschnallt hast (wobei bei Verstopfung genau das Gegenteil anzuraten ist).

7. Gäste verwöhnst du günstig mit hausgemachten Leckereien: Würzige Cracker oder Chips machst du billig selbst, indem du alte Brotscheiben in Maggi tunkst; Ferrero Rocher, indem du Mini-Snickers ankaust und in Alufolie wickelst. Und statt Weißem Nougat reichst du Duftkapseln zum Kauen – schmeckt sogar noch exotischer!

8. Statt einer steuersparenden Kaffeehauskette einen Haufen Zaster für einen Muffin und eine ausgefallene Kaffee-Milch-Kreation hinzublättern, spielst du einfach daheim den Hipster: Du lässt dir die Haare asymmetrisch schneiden, steckst dir eine Nadel durch die Nase, schreibst deinen Namen mit einem Edding auf eine Plastikschüssel und füllst sie krampfhaft lächelnd mit Kaffee. Dann fläzt du dich auf ein abgewetztes Ledersofa direkt vor dem Klo, schiebst dir ein mikroskopisch kleines, mit Zimt bestreutes Toaststückchen rein und hörst dir dazu auf dem iPod Fleet Foxes an.

9. Verschwende dein Geld nicht für Billigmüllsäcke, die reißen beim Hinausbringen. Wirf deine Küchenabfälle besser direkt in den Garten.

10. Schone deine Batterien, indem du sie nur in die Uhr einlegst, wenn du wissen willst, wie spät es ist.

11. Mach immer eine Einkaufsliste und kauf nur das ein, was auf der Liste steht. Noch mehr sparst du, wenn du statt deinem Einkaufszettel eine Liste mit allen Hauptstädten der Welt oder deinen Lieblingsfilmen zum Einkaufen mitnimmst.

12. Geh nie hungrig zum Einkaufen; jeder weiß, dass hungrige Menschen bei der Auswahl maßlos übertreiben. Kauf Lebensmittel direkt nach dem Essen ein, Hygieneartikel direkt nach dem Duschen und Alkohol nur, wenn du stockbesoffen bist. Glühbirnen nie am Abend besorgen!

13. Finger weg von Tiefkühlgerichten – immer erst gründlich auftauen, sonst killst du deine restlichen Zähne!

14. Toilettenpapier sparst du, indem du immer eine Extraportion kochst und direkt die Toilette hinunterspülst.

So verbrätst du

DAS ERBE DEINER KINDER

OHNE SCHULD-GEFÜHLE

Hasst du das auch? Du willst dir gerade etwas Hübsches leisten und zückst schon deine Kreditkarte, da überkommen dich Schuldgefühle, weil du damit das Erbe deiner Kinder und Kindeskinder schmälerst. Wenn ja, reiß dich zusammen und sag dir: »Zum Teufel mit ihnen, ich lebe schließlich noch!«

Das ist das einzig Richtige! Denn deine Nachkommen verdanken dir buchstäblich ihre Existenz, du hast also keinerlei moralische Verpflichtung, ihnen auch noch deine Kohle in den Hintern zu schieben. Um Erbschaftssteuer zu vermeiden, solltest du ohnehin verschenken, wovon du dich trennen magst, bevor du den Löffel abgibst.

MILLIONÄRE SIND GELASSEN

Auf der ganzen Welt betrachten Millionäre ihre Nachkommen als unwürdig, sie zu beerben. Einer Studie des U. S. Trust zufolge plant nicht einmal die Hälfte aller Millionäre, ihren Kindern später Geld zu hinterlassen. Ein Drittel der Millionäre spendet sein Vermögen lieber wohltätigen Organisationen.

Der Milliardär und »Zauberer von Omaha« Warren Buffett versprach, seinen Kindern so viel zu hinterlassen, dass sie alles tun könnten, was sie wollten, aber nicht so viel, dass sie nichts tun könnten. Doch von welchen Summen reden wir hier? Schließlich macht es einen Riesenunterschied, ob Sohnemann sich für den Sommerurlaub eine Villa in der Toskana mieten oder gleich die ganze Toskana kaufen will. Wer weiß schon, was Kinder sich wirklich wünschen? Und du? Du hast keine Milliarden, dafür wird Brot immer teurer. Alte Menschen leben immer länger und in der aktuellen Niedrigzinsphase musst du froh sein, wenn deine Ersparnisse bis zum Ende des Jahrzehnts reichen.

DEINE BEDÜRFNISSE ZUERST!

Wenn man Peanuts zahlt, bekommt man Affen, aber wenn man Affen Erdnüsse gibt, setzen sie sich aufs Sofa, knabbern und glotzen *PewDiePie* auf YouTube. Heutzutage sind Kinder so faul, dass sie sogar Videospiele zocken zu einem Zuschauersport gemacht haben! Möchtest du deine schwer verdiente Kohle wirklich Menschen vererben, die sogar zu faul zum Daddeln sind?

VÖLLIG ÜBERNÄCHTIGTE ZOMBIES

Heutzutage treffen junge Leute fatale Entscheidungen, die zum Beispiel direkt in die weltweite Finanzkrise führten. Warum solltest du ausgerechnet ihnen deinen Zaster anvertrauen? Die jungen Anlagefuzzis sind doch schuld an der lachhaften Rendite deines Rentenfonds. Und deine eigenen Kinder? Halten sich zwar für erwachsen, komaglotzen dann aber bis fünf Uhr morgens *Ghost Adventures*, anstatt zeitig schlafen zu gehen. Bis sie sich endlich aus ihren IKEA-Betten wälzen und hinausgehen, um sich bei Starbucks zu bewerben, haben sie die Schlummertaste ihres Weckers ausgeleiert. Kein Wunder, dass das Land vor die Hunde geht: Die erwerbstätige Bevölkerung zwischen 20 und 50 hat seit 1983 keine Nacht mehr vernünftig geschlafen.

SCHMAROTZER

Erben ziehen Schmarotzer geradezu magisch an. Statistisch betrachtet hat mit ziemlich großer Wahrscheinlichkeit mindestens eines deiner Kinder gerade eine ebenso traumatische wie teure Scheidung hinter sich und sollte jetzt davor bewahrt werden, sich überstürzt in die nächste lieblose Ehe zu flüchten. Wenn es auch als arme Kirchenmaus einen neuen Partner findet, prima! Überlässt du dem Kind hingegen jetzt einen Haufen Zaster, wirft es ihn nur für Alkohol oder Augencreme zum Fenster hinaus, und steht dann wieder genauso arm da wie zuvor.

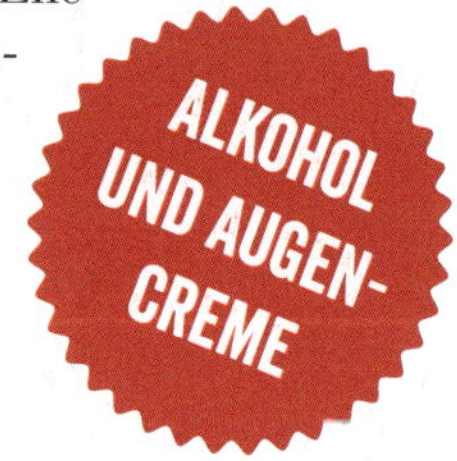

VERWÖHN DICH SELBST – OHNE SCHULDGEFÜHLE

Die jüngere Generation kauft alles auf Kredit. Sie weiß gar nicht, was Sparen bedeutet. Als deine Kinder noch klein waren, hast du dich abgerackert, um Essen auf den Tisch zu bringen. Irgendwann konntet ihr euch sogar Teller leisten, doch nie wäre es infrage gekommen, etwas auf Pump zu kaufen. Mach also nicht den Fehler, dir etwas vom Mund abzusparen, nur damit die jungen Leute ihren Dispo ausgleichen und Kredite abbezahlen können.

Wo ein

(LETZTER) WILLE IST ... NICHT NACHLASSEN FÜR DEN NACHLASS!

Selbst wenn du nicht vorhast, Freunden und Verwandten etwas zu hinterlassen, musst du ihnen nicht auf die Nase binden, dass du alles tust, um dein Erbe im Alleingang zu verpulvern. Aus Sorge, du könntest sie aus deinem Testament streichen, werden deine Kinder zumindest so tun, als sorgten sie sich um dein Wohlergehen, dir ein WLAN einrichten und dich über die Weihnachtsfeiertage einladen.

Ein Testament musst du aber unbedingt aufsetzen, sonst greift die gesetzliche Erbfolge und deine Witwe (in der Regel werden Frauen älter, auch wenn sich das Leben für verheiratete Männer länger anfühlt) muss am Ende noch euer Häuschen verkaufen, um ungewollte Miterben wie die missratene Tochter auszubezahlen. Testamente können aus den verschiedensten Gründen für ungültig erklärt werden (etwa weil du zum Zeitpunkt der Erstellung verrückter warst als die Cappuccino-Preise am Markusplatz). Richtig knifflig wird es, wenn du Partner oder Kinder völlig enterben willst. Da hilft es nichts, sein Testament beim besten Anwalt des Landes zu diktieren und sich von zwei Zeugen bestätigen zu lassen, dass man dabei weder gesabbert noch mit der Tapete gesprochen hat. »Lange Haare« reichen nicht als Grund, dem Sohn seinen Pflichtteil zu entziehen. Sonst ficht der dein Testament vor Gericht an und reißt sich einen Haufen Kohle unter den Nagel.

Wenn du noch kein Testament hast, dann schreib den folgenden Text ab und unterzeichne ihn. Unmittelbar danach vereinbarst du einen Notartermin und machst dort ein richtiges Testament mit allem Schnickschnack.

So, jetzt, da dein Testament steht, spielst du deine potenziellen Erben gegeneinander aus. Du hast weder Kinder noch Partner? Umso besser – jetzt kannst du der scharfen, aber unterbezahlten Altenpflegerin, die zwei Mal pro Woche vorbeikommt, um dich zu baden, weismachen, du empfändest für sie wie für eine Tochter. Das könnte sich auf angenehme Weise für dich auszahlen …

Wenn Sie das lesen, habe ich vermutlich auf dem Weg zum Notar den Löffel abgegeben, denn dieser Text sollte nur ein vorläufiges Testament darstellen. Typisch! Wie das Leben manchmal spielt! Wie auch immer, wenigstens bin ich nicht ohne Testament gestorben. Hm, dafür bin ich tot. Unter dem Strich irgendwie unbefriedigend. Wie auch immer … äh, was wollte ich gerade sagen?

Ach ja, ich, ________________, erkläre im Vollbesitz meiner geistigen Kräfte dies zu meinem vorletzten Willen und Testament (beziehungsweise jetzt, da ich über den Jordan gegangen bin, zu meinem letzten Willen). Streichen Sie also *vor-*, Sie wissen schon, das wird doch legal sein, oder? Na, dann passt es ja.

Hiermit vererbe ich alles – zu gleichen Teilen – (Unzutreffendes bitte streichen) an

____________________ und ____________________ und

______________________________ usw.

Nichts bekommen ________________________ und

____________________. Eure hässliche Visage/Töle/Katze konnte ich nie leiden, eure Kinder sind grässlich und euer Geschmack in Sachen Musik/Ehepartner/Couchgarnitur unterirdisch (Unzutreffendes bitte streichen).

Wow, was für ein tolles Gefühl, mir das von der Seele geredet zu haben. Wo ich doch jetzt tot bin.

Bis dann, ihr Schmarotzer, ich seh euch auf der anderen Seite!

______________ ________________

Ort, Datum Unterschrift

Zeuge 1 ________________________________

Zeuge 2 ________________________________

KAPITEL 3

Weiterbildung für Senioren

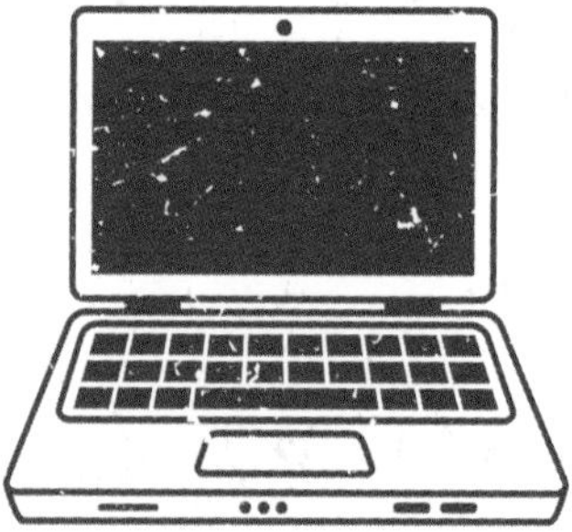

WARUM SIND JUNGE LEUTE AHNUNGSLOSE, DESINTERESSIERTE, KOMASAUFENDE GANOVEN?

Viele Theorien versuchen zu erklären, was bei jungen Leuten nicht stimmt, doch im Kern laufen die meisten auf das Gleiche hinaus: Junge Leute sind quasi mit ihren Smartphones verwachsen.

1. Sie glauben, sie wüssten alles und könnten den Rest bei Wikipedia nachschlagen. Das macht sie zur ersten Generation, deren kollektives Wissen abnimmt. Denn warum sollte man etwas lernen, wenn man jederzeit auch auf dem Smartphone spicken kann?

2. Ohne Telefon sind sie unfähig, Beziehungen zu knüpfen und zu pflegen. Soziologen haben entdeckt, dass ein teures Smartphone mit Datenflatrate heutzutage ein biologisches Muss darstellt: Hohe Levels bei *Candy Crush Saga* oder *Pirate Monkey Zombie Wars* bieten einen entscheidenden Wettbewerbsvorteil bei der Partnersuche. Damit wurden Hunderttausende Jahre menschlicher Evolution auf den Kopf gestellt.

3. Junge Leute glauben, sie würden ihre Individualität betonen, indem sie sich – genau wie all ihre Freunde – hässliche Piercings und Tattoos an unpassenden Stellen (Ohr, Nase, Wange, Zunge und so weiter) stechen lassen. Dann färben sie sich die Haare blau oder rosarot und wundern sich dann, dass sie nur von Leute eingestellt werden, die ebenfalls blaue Haare und hässliche Piercings haben.

4. Nach Ausflügen in die Disco überholen sie regelmäßig unter dem Gejohle ihrer sechs besoffenen Freunde in unübersichtlichen Kurven, wickeln ihre Autos um Bäume und wundern sich dann, dass sie sich die Versicherungsprämie fürs Auto nicht mehr leisten können. Den entgegenkommenden Laster hat niemand gesehen, weil alle WhatsApp-Nachrichten getippt haben – auch der Fahrer.

5. Wenn sie endlich einen Job ergattern, in dem sie den Mindestlohn bekommen, melden sie sich gleich wieder krank, weil sie sich völlig erschlagen fühlen. Vielleicht hätten sie am Vorabend doch besser nicht die Pille mit dem Totenkopf schlucken sollen? Dabei hatte ihnen der Freund eines Freundes versichert, sie käme voll geil. Rotes Fleisch oder Milchprodukte hingegen meiden sie, weil sie fürchten, davon müde zu werden.

6. Komasaufen ist unter Teenagern extrem beliebt, und auch daran sind Smartphones schuld: Junge Leute verbringen so viel Zeit damit, auf Displays zu glotzen, dass sie Alkohol zum Lockerwerden brauchen, wenn sie es mit echten Menschen zu tun bekommen. Nur total zugeknallt trauen sie sich, »unplugged« mit Anwesenden zu kommunizieren oder vor die Tür zu gehen.

Nostalgie:

DARIN LIEGT DIE ZUKUNFT

Im Rückblick durch die rosarote Brille (oder eine vom grünen Star getrübte Linse) wirkt alles schöner. Aber: War in deiner Jugend wirklich alles besser? Seit Anbeginn der Zeit schwärmen Eltern ihren Kindern von längst vergangenen goldenen Zeiten vor.

Doch wenn sie alle Recht hätten, warum sind wir dann je von den Bäumen gestiegen? Man mag von den modernen Zeiten halten, was man möchte, aber es ist deutlich einfacher, eine Dose Ravioli mit dem Dosenöffner zu öffnen statt mit einem Stein. Fortschritt ist etwas Tolles! Das sollte dich dennoch nicht davon abhalten, über Entbehrungen zu jammern, die du früher ertragen musstest. Folgende Standardklagen alter Leute lösen bei der verwöhnten jungen Generation garantiert genervtes Stöhnen aus.

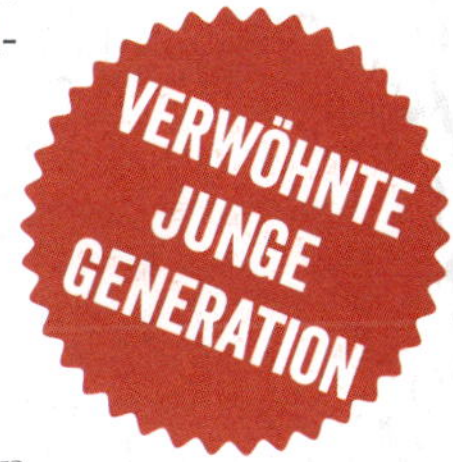

Das nächste Mal, wenn du einen Punk triffst, der keine Zeiten mehr kennt, in denen Fahrräder zu schwer zum Klauen waren oder in denen Elton John schlank war, sagst du ihm, er soll gefälligst mal sein Smartphone ausschalten und die Ohren spitzen:

1. Als ich noch jung war, konnten wir uns keine Schuhe leisten und liefen unsere Füße bis auf die Stümpfe ab.

2. Früher gab es noch keine Waschmaschinen. Unsere Kleidung wuschen wir am Fluss und schlugen sie uns gegen die Stirn.

3. Früher gab es weder Schafe noch Rasenmäher. Wenn wir Gras kürzen wollten, machten wir das mit den Zähnen.

4. Früher gab es kein Wasser. Wir mussten Wasserstoff- und Sauerstoffatome selbst zusammenpressen.

5. Früher gab es keine Nasenlöcher. Wer durch die Nase atmen wollte, musste sich mit einer Ahle zwei Löcher ins Gesicht stechen.

Wenn du älter wirst, wird

MULTITASKING ZUM KINDERSPIEL.

DU KANNST NIESEN, LACHEN UND PINKELN –

ALLES ZUR SELBEN ZEIT.

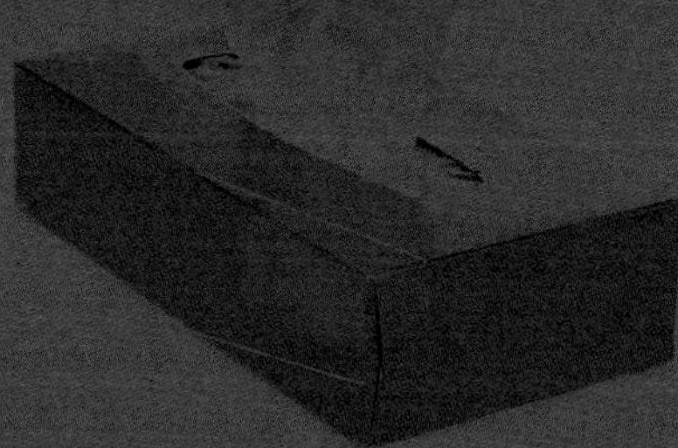

6. Früher warnte uns in der U-Bahn keine Stimme: »Zurücktreten, die Türen schließen.« Es gab gar keine U-Bahnen – und keine Türen.

7. Früher gab es keine Möbel zum Zusammenbauen. Wir mussten unsere Möbel zersägen, wieder zusammennageln und dann warten, bis sie auseinanderfielen.

8. Früher hatten wir keine Achseln, wir mussten unsere Arme mit altem Honig festkleben.

9. Früher hatten wir keine Zähne. Wir mussten unsere Nahrung auf einem Amboss zerkleinern und durch eine zusammengerollte Zeitung saugen.

10. Früher gab es keine Bluttransfusionen. Wenn sich jemand schnitt, ließen wir ihn ausbluten.

11. Früher gab es kein GPS. Wenn man sich verirrte, fragte man einen Polizisten und der deutete dann auf das richtige Haus.

12. Früher gab es keine Hunde. Wenn man Kacke auf dem Bürgersteig verteilen wollte, musste man das selbst machen.

13. Früher gab es keine Brustimplantate, wir stopften unsere BHs mit Lebensmittelkarten und Kartoffelschalen aus.

14. Früher gab es kein Tipp-Ex. Wenn wir einen Fehler machten, mussten wir Wörter durchstreichen.

15. Früher gab es noch keine Kanzlerin Merkel. Halt, Moment. Gab es doch.

Hashtags und Festplatten:

BEI MODERNER TECHNIK MIT DABEI

Der folgende Crashkurs in Computertechnik für Dinosaurier erlaubt dir, deinen technischen Zeh in den reißenden Strom des Daten-Superhighways zu stecken. Nur keine Angst, alles ist viel einfacher, als du vielleicht denkst.

Ganz ohne Fachchinesisch machen wir dich in nur zehn Schritten und wenigen Minuten vom totalen PC-Analphabeten zum absoluten Anfänger.

1. Viele Senioren brauchen Computer hauptsächlich, um darauf Fotos und Videoclips ihrer Enkel ansehen zu können. Warum? Weil das die beste Möglichkeit ist, seinen erwachsenen Kindern vorzumachen, man interessiere sich die Bohne für ihre Gören – ohne dabei Gefahr zu laufen, gleich zum Babysitten rekrutiert zu werden: Sobald man online ist, kann man 100 Kilometer weit wegziehen.

2. Nur keine Sorge, du wirst es nicht schaffen, das Internet »kaputt zu machen«. Dafür braucht man schon eine gehörige Portion Paranoia und eine Fabrikhalle voller nordkoreanischer Programmierer. Ein in Pantoffeln vor einem Laptop sitzender Silver Surfer reicht da nicht.

3. Auch deinen Computer wirst du kaum kaputt machen können, außer du kippst Tee drüber. Also, geh ganz entspannt auf Entdeckungsreise, in dem sicheren Wissen, dass sich so ziemlich jedes Malheur beheben lässt, indem man den Laptop mit einem Papiertuch abwischt – oder ihn aus- und wieder einschaltet.

4. Solltest du je versucht sein, das ganze Internet auszudrucken und später gemütlich im Bett durchzulesen – nur zu. Durch Fehler lernt man ja bekanntlich am schnellsten. Leg aber sicherheitshalber vorher eine neue Tintenpatrone ein.

5. Hüte dich vor Betrügern im Internet. Sensible Informationen wie dein Geburtsdatum und deine Kontoverbindung darfst du nur vertrauenswürdigen Seiten preisgeben. Mehr Sicherheitstipps bekommst du, wenn du deine Kreditkartennummer samt Geheimzahl an die E-Mail-Adresse auf der Rückseite dieses Buchs schickst.

6. Wenn ein nigerianischer Manager dich um deine Kontodaten bittet, um dir eine riesige Erbschaft zu überweisen, dann reagiere nicht. Diese Masche heißt 419-Trick – nach der durchschnittlichen Zahl von Vollidioten, die täglich auf sie hereinfallen. (Wenn du das jetzt geglaubt hast, bist du offenbar besonders leichtgläubig. Aufgepasst! 419 steht für den Paragrafen im nigerianischen Strafgesetzbuch, der diese Masche verbietet.) Ein Wundermittel gegen Leichtgläubigkeit erhältst du postwendend, sobald du deine Geburtsurkunde, deinen Pass und deinen Führerschein an die Adresse auf der Rückseite dieses Buchs geschickt hast.

7. Wenn du sozialen Medien wie Facebook beitrittst, mach dich auf Überraschungen gefasst. Der bezaubernde kleine Neffe, den du vor zehn Jahren zum letzten Mal gesehen hast, ist mittlerweile wahrscheinlich ein funktionierender Alkoholiker und glaubt jede Verschwörungstheorie.

8. Nicht antworten, wenn die Statusmeldung deines Enkels lautet: »Mir ist sooo langweilig, will irgendein Mädel mit mir rumhängen?« Wahrscheinlich schwebt ihm jemand anderes vor als seine Oma.

9. Bitte beachten: Du kannst Facebook nicht wie Google verwenden. Häng also nicht die Stichwörter »billiges Voltaren«, »Text von ›Amazing Grace‹«, »Symptome einer Lungenembolie« und »Zwergenporno« an deine Pinnwand, denn JEDER KANN DAS SEHEN.

10. Zusammenfassung: Richtig genutzt, spart das Internet Zeit und Geld, es lindert deine Einsamkeit und versorgt dich mit wichtigen Informationen. Außerdem sieht man auf zwei Drittel aller Seiten junge, schöne, nackte Menschen. Was will man mehr?

Fahrtipps FÜR OLDIES

Der moderne Straßenverkehr wird immer hektischer. Da draußen wimmelt es von jungen Hüpfern, die es auf dich abgesehen haben – und damit meine ich nur die Fußgänger. Die Spinner in ihren Autos sind noch viel schlimmer! Sie fahren zu dicht auf, schneiden dich, überholen und gefährden deinen Schadenfreiheitsrabatt.

Glücklicherweise gibt es Möglichkeiten, sich zu revanchieren und allen zu zeigen, wer hier der Boss ist. Die Zeit der Rache ist gekommen! Steig in deinen Honda Civic oder deinen Mitsubishi Colt und fahr noch verrückter als alle anderen.

UNFÄLLE

Nach Unfällen kommt es fast immer zu einem Streit darüber, wer schuld war. Dem entziehst du dich, indem du im Auto sitzen bleibst und dich ohnmächtig stellst, bis die Polizei eintrifft. Selbst wenn du den Unfall verursacht hast, werden die Polizisten sich auf deine Seite stellen. Erwache aus deiner Ohnmacht und klage über Schmerzen an Nacken und Wirbelsäule.

AUTO-KARMA

Es gibt vielerlei Möglichkeiten, seine Gefühle mithilfe eines Autos auszudrücken. Denk immer daran: Dein Civic ist die Verlängerung deines Ichs. Über die Schnittstellen zu deinem Fahrzeug – Pedale und Lenkrad, Hupe, Schaltung, Handbremse, Autoradio, Licht, Zigarettenanzünder – kannst du die ganze Bandbreite deiner Gefühle ausdrücken. Wenn du dich ärgerst, zeigst du das mit den Füßen und gibst Gummi, bis die Reifen qualmen. Gleichzeitig reißt du das Lenkrad wild herum und hupst wie bekloppt.

TANKEN

Wähle deine Zapfsäule mit Bedacht. Tipp: Nimm gleich die vorderste freie, dann müssen all die jungen Hüpfer hinter dir warten, weil du die Zufahrt zu den anderen freien Zapfsäulen blockierst.

Wappne dich gegen Ölkrisen! Tank voll, saug daheim das Benzin ab und lagere es in der Badewanne, in der unbenutzten Tiefkühltruhe und in allen leeren Weinflaschen, die du finden kannst.

DAS LENKRAD HALTEN

Das Lenkrad spielt beim Fahren eine große Rolle. Halt es immer schön fest. Dieses Ding gibt DIR die Kontrolle über das Fahrzeug. Nie beide Hände ans Lenkrad legen, sonst verkrampfst du nur und wirst überängstlich. Am besten lässt du eine Hand im Schoß, Finger und Daumen um das untere Ende des Lenkrads (die 6:30-Uhr-Stellung) gelegt. Dann kannst du mit der anderen Hand frei in der Nase bohren, Lotterielose freirubbeln oder im Handschuhfach nach Süßigkeiten kramen.

LICHT UND BLINKER

Deine Scheinwerfer sind hauptsächlich dafür da, andere Verkehrsteilnehmer zu verwirren. Blende auf, wenn dich jemand überholt, auch wenn er einen Mini fährt und nicht gesagt bekommen muss, wann er wieder einscheren kann. Bremslichter hingegen sind total unnütz, warum sollte man die Straße hinter sich beleuchten?

Auf der Autobahn wartest du, bis ein überholendes Fahrzeug nur noch zehn Meter hinter dir ist, dann blinkst du links. Damit zeigst du an: »Sobald du vorbei bist, fahre ich auf die Überholspur«, doch der andere weiß nicht, ob du ihn gesehen hast, und gerät in Stress. Auch sonst sollte dein Blinker eigentlich immer eingeschaltet sein.

PARKEN

Lass dir Zeit, wenn jemand hinter dir wartet, dass du deinen Parkplatz räumst. Korrigiere die Stellung der Spiegel, pass deine Sitzposition an und such dir in Ruhe einen neuen Sender im Autoradio. Du darfst auch ruhig noch mal in deinen Einkaufstüten nachsehen, was du gerade gekauft hast.

HAUSTIERE

Haustiere solltest du auf deinen Schoß setzen, damit sie ihren Kopf durch die geöffnete Seitenscheibe in den entgegenkommenden Verkehr halten können. Gilt auch für Enkelkinder.

STAUS

Im Stau gehört es sich, seine Passagiere über die aktualisierte Ankunftszeit zu informieren. Verkünde mit Todesmiene, dass ihr voraussichtlich in 20 Stunden ankommen werdet, wenn es in diesem Schneckentempo weitergeht. Schlag ruhig verzweifelt aufs Lenkrad, um den Ernst der Lage zu betonen.

Und immer schön auf die Spur wechseln, auf der es gerade schneller geht. Glaub nie den Versicherungen der Autobahnpolizei, dass es im Stau auf allen Spuren gleich schnell geht.

AUTO-GLOSSAR

Befestigter Randstreifen: Der befahrbare Streifen neben der Straße. Und was ist mit dem Rest?

Benzin-Messi: Ein Mensch, der erst zu zapfen aufhört, wenn seine Schuhe schon in Benzin schwimmen.

Brüter-Nacken: Schmerzhaft verdrehte Wirbelsäule von Eltern, die sich im Auto ständig zu ihren Kindern umdrehen müssen, um Streit zu schlichten oder Spuckbeutel zu halten.

Brüters Fluch: Sammelbegriff für alle hirnzermürbend blöden Spiele, die Kinder während langer Fahrten zur Unterhaltung erfinden. Beispiele: Reflektoren, gelbe Autos oder Schnauzbärte zählen. Verbitte dir solche Spiele auf Fahrten mit deinen Enkeln.

Ellbogen-Poser: Beifahrer in einem teuren Cabrio, der lässig den Ellbogen aus dem Fenster streckt, vor allem aber bitte, bitte beachtet werden will.

Fliegende Klopapierrolle: Phänomen, das entsteht, wenn Senioren ihre Heckklappe während der Fahrt offen lassen und nicht mal merken, dass ein Sturm in Orkanstärke durchs Auto fegt.

Gaffer: Mensch, der langsam an einem Bagatellunfall vorbeifährt, nachdem er eine Stunde lang im Rückstau stand. Gaffen gilt als ungezogen, doch jeder hat ein gutes Recht, sich den Vollidioten genau anzusehen, der ihn im Stau hat schmoren lassen.

Gasfuß: Wenn beim Tanken die automatische Abschaltung nicht funktioniert, sodass sich Benzin über die Schuhe ergießt (siehe auch Benzin-Messi).

Poser: Jemand, der an Zebrastreifen hält. Aber nicht, um ein Mütterchen über die Straße zu lassen, sondern um Passanten Gelegenheit zu geben, seinen Porsche zu bewundern.

Rundkopf: Jemand, der beim Zapfen immer versucht, runde Beträge zu erreichen.

Selbstlobotomie: Was herauskommt, wenn man beim Popeln einen Unfall baut.

Speed Crasher: Jemand, der auf der Autobahn unvermittelt auf die Bremse steigt, weil er ein Polizeiauto sieht.

Stehender Holländer: Jeder, der bei Sonnenschein einen Wohnwagen, ein Kanu oder ein Pferd hinten ans Auto bindet und die Autobahn verstopft.

KAUF DIR EINEN VERDAMMTEN ANHÄNGER!

Grantig,

VERBITTERT UND VERWIRRT

Aktuellen Studien zufolge haben alte Männer überdurchschnittlich oft schlechte Laune. Über 70-Jährige haben nur noch halb so viel Testosteron im Blut wie früher und sind sich ihrer Sterblichkeit nur zu bewusst. Wenigstens sinkt der Hormonspiegel bei Männern ganz allmählich, während bei Frauen in den Wechseljahren die Östrogenwerte regelrecht abstürzen. Müdigkeit, Depression und Verbitterung steigern sich bei Männern also ganz allmählich, während ältere Frauen über Nacht Bärte bekommen und eine Figur wie Hulk Hogan.

Aber es gibt auch einen Trost, du alter Miesepeter: Pessimisten leben länger und sind gesünder als Optimisten. So lautet das Ergebnis einer 2013 in der Zeitschrift *Psychology and Ageing* veröffentlichen Studie mit 11 000 Probanden, von denen 1300 über 65 Jahre alt waren. Über den Studienzeitraum hinweg blieben Pessimisten mit 10 Prozent höherer Wahrscheinlichkeit gesund und am Leben.

»In der Fachliteratur und im öffentlichen Diskurs heißt es immer, die Leute sollten zu mehr als 90 Prozent optimistisch sein«, erzählt Dilip Jeste, Professor für Psychiatrie und Neurowissenschaft an der Universität von Kalifornien in San Diego. »Doch das stimmt nicht. Viel besser wären eine ausgewogene Weltsicht und ein pessimistischer Persönlichkeitszug.«

Vielleicht leben Pessimisten länger, weil sie niedrigere Erwartungen haben – sie erleben also keine krachenden Enttäuschungen, nach denen man sich ein Jahr lang unter der Bettdecke verkriechen möchte. Pessimisten sehen überall Probleme und sind entsprechend gewappnet. Optimisten hingegen sind unvorbereitet, wenn doch mal etwas schiefgeht.

Bist du verbittert, weil du dein Leben versemmelt und deine Möglichkeiten nicht genutzt hast? Dann ist jetzt deine Zeit gekommen, denn für außergewöhnliche Leistungen ist es nie zu spät! Entdecke das Geheimnis der Unsterblichkeit: Entfessle deinen inneren Grantler, indem du ein wirbelnder Zyklon negativer Energie wirst, in dessen Auge die Zeit rückwärts läuft. So kannst du noch 50 Jahre rausschlagen. Bisher hat allerdings noch niemand dieses Experiment gewagt. Das liegt an dem gesellschaftlichen Druck, immer Haltung zu bewahren. Du musst also kein schlechtes Gewissen haben, wenn du denkst, die Welt schulde dir etwas. Lass deinem Missmut freien Lauf.

KAPITEL 4

Hobbies

WARUM HASSEN JUNGE LEUTE GARTENARBEIT?

Gärtnern, dieses wunderbare Seniorenhobby, wird von den meisten jungen Menschen verachtet – dabei müssen doch vielleicht ausgerechnet wieder sie den Spaten in die Hand nehmen, sobald die Menschheit den Planeten endgültig verwüstet hat.

Heutzutage hinge das Überleben der Menschheit nach einem nuklearen Holocaust von bärtigen Preppern ab, die mit Waffen und einem massiven Dachschaden im Wald hausen. Will man wirklich, dass die Nachkommen dieser Anarcho-Primitivisten künftig die Welt bevölkern?

Nein! Also impfe deinen Großnichten und -neffen Freude am Gärtnern ein, und zwar zackig!

1. VERGRAB IHRE SNEAKER

Junge Leute gruseln sich vor drei Horrorszenarien: Dass ihrer Familie etwas passiert, dass der WLAN-Empfang abreißt und dass sie sich die schicken Turnschuhe schmutzig machen. Ungewollte Schwangerschaften und Arbeitslosigkeit kommen im Ranking erst weiter hinten, denn auch 17-jährige Mütter und Arbeitslose legen Wert auf saubere Turnschuhe. Gärtnern hassen junge Leute hauptsächlich wegen des Drecks. Im Grunde geht es ihnen nicht besser als unseren Eltern, die vom allgegenwärtigen sozialen Druck gezwungen wurden, sich Pomade ins Haar zu schmieren und ständig ihren Hauseingang zu kehren. Will man junge Leute zum Gärtnern bringen, muss man ihre Turnschuhe im Gemüsebeet vergraben und ihnen ein solides Paar Gummistiefel in die Hand drücken.

2. PACK SIE MIT BIOGEMÜSE!

Oldies lieben Pfingstrosen, Hortensien und Weintrauben. Diesen (falschen) Eindruck könnte man zumindest bekommen, wenn man die geriatrische Abteilung eines Krankenhauses besucht. Doch für Gartenarbeit begeistern wir junge Leute nur über die Ernährung! Leider gehört zu selbst angebautem Biogemüse mehr, als Samen in die Erde zu stecken und auf die Ernte zu warten. Vorher muss man den Boden ausgiebig umgraben und auflockern. Das erledigen jetzt die jungen Leute – auf der Suche nach ihren vergrabenen Turnschuhen.

3. HEB EINEN SWIMMINGPOOL AUS

Bitte einen jungen Burschen, Kartoffeln zu setzen, und er wird dich anschauen, als müsste er das U2-Album *Songs of Innocence* anhören. Sagst du ihm stattdessen, dass du einen Swimmingpool baust, werden die Erdklumpen derart fliegen, dass die Nachbarn glauben, ein Meteorit wäre eingeschlagen. Selbst große Erdbewegungen geschehen auf diese Weise in Nullkommanichts. Ist die mörderische Grabarbeit erledigt, legst du Teichfolie aus, lässt Wasser ein und siehst der Entengrütze beim Wachsen zu.

4. WARUM GARTENARBEIT KINDERN GUTTUT

- Sie werfen so schnell keine Lebensmittel mehr weg, nachdem sie gesehen haben, wie furchtbar langsam Obst und Gemüse wachsen.
- Sie bekommen Respekt vor anderen Lebewesen – außer Schnecken und Blattläusen.
- Sie verbrennen Kalorien und kommen stundenlang nicht dazu, Red Bull zu trinken.
- Sie finden ihre Turnschuhe wieder.

Kaffeekränzchen,

BACKEN UND BINGO

Drei Dinge, die junge Leute mit Altsein assoziieren: Heißgetränke, die Herstellung und der Verzehr von Kuchen sowie das gespannte Warten, bis ein übermäßig gebräunter Mann mit Föhntolle die Zahl auf einem zufällig gezogenen Tischtennisball vorliest.

Klar lieben wir diese Dinge, wo käme das Klischee sonst her? Seit Tausenden von Jahren gehen Senioren diesem Trio ehrwürdiger Hobbys nach. Und wenn sie dir zu altbacken scheinen, kannst du sie auch ins 21. Jahrhundert holen, indem du sie miteinander verbindest: Fläz dich mit deinen alten Buddys bei Starbucks in die Sofas, schlürf deinen Kaffee, schieb dir überteuerte briefmarkengroße Kuchenquadrate rein und spiel eine Runde Hipster-Bingo.

Hipster sind ganz leicht zu erkennen. Jeder bärtige Mann unter dreißig ist einer von ihnen. Männliche wie weibliche Hipster erkennt man zudem an großen Brillen mit dicken Gestellen, hinter denen sie ihre Schönheit verstecken. Sich absichtlich zu entstellen ist eine Art pervertierte Eitelkeit. Man verkündet so der Welt: Ich sehe derart gut aus (beziehungsweise schere mich derart wenig um althergebrachte Schönheitsideale), dass ich es mir leisten kann, mich mit Riesenbrille, Vollbart (oder, noch schlimmer, einem ironisch gemeinten Schnauzer), Karohemd und knallengen Hosen zu verunstalten.

Hipster riechen nach einer merkwürdigen Mischung aus Sushi, Bartöl und Gras (weil sie den größten Teil ihrer Zeit mit gekreuzten Beinen im Gras sitzen, wenn sie nicht gerade an ihren MacBooks arbeiten). Was treiben Hipster überhaupt bei Starbucks? Eigentlich verachten sie doch Großkonzerne und Mainstream-Kultur.

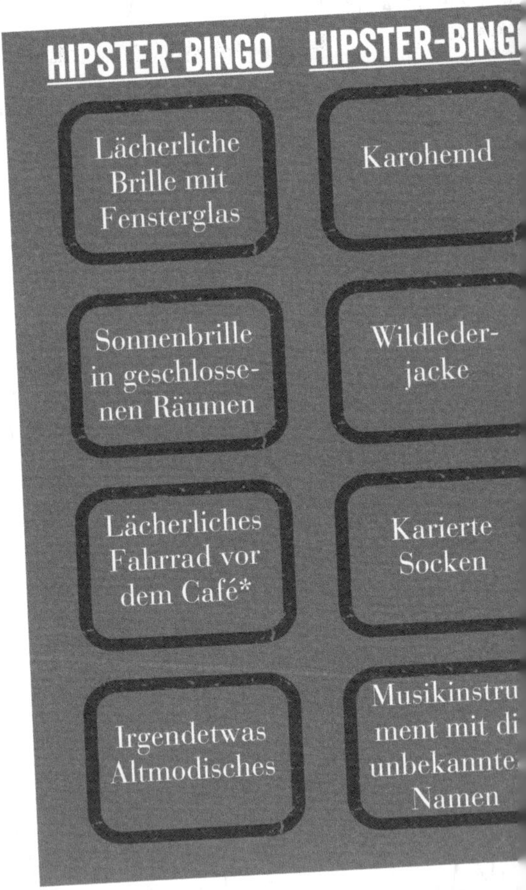

Na, vielleicht finden sie es ja irgendwie ironisch, ihre Kohle einer gegen Steuern allergischen amerikanischen Kette in den Rachen zu werfen.

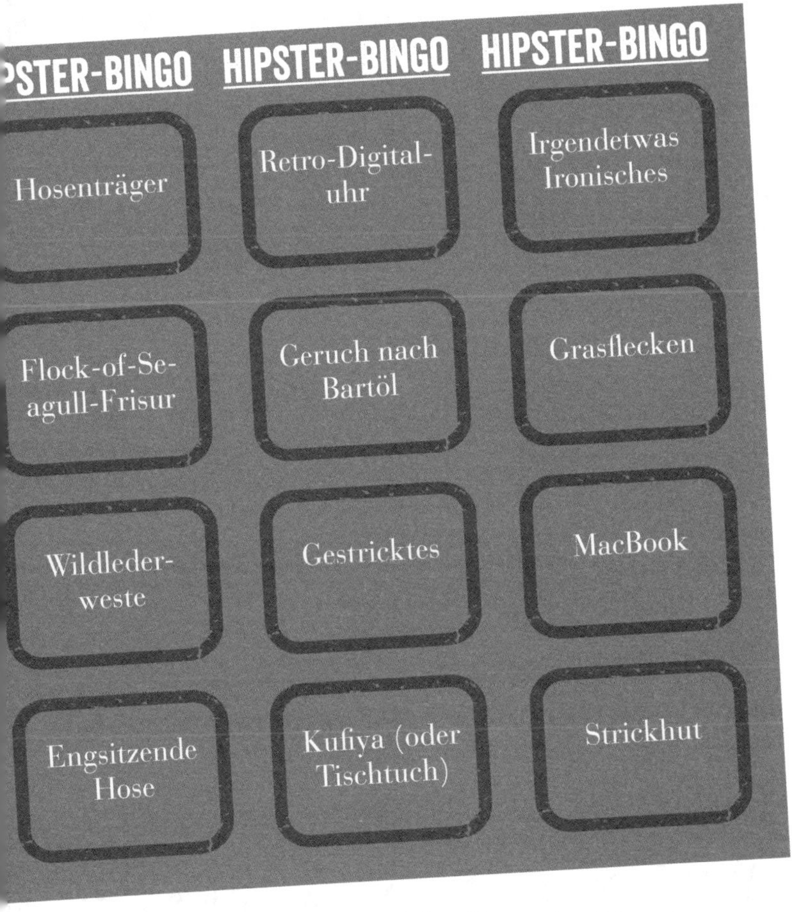
PSTER-BINGO
HIPSTER-BINGO
HIPSTER-BINGO
Hosenträger
Retro-Digital-uhr
Irgendetwas Ironisches
Flock-of-Seagull-Frisur
Geruch nach Bartöl
Grasflecken
Wildleder-weste
Gestricktes
MacBook
Engsitzende Hose
Kufiya (oder Tischtuch)
Strickhut

* Ein Hochrad schlägt alles. Du rufst »Hipster-Bingo« und gewinnst das Spiel sofort.

Gehstock-
KARATE

Könntest du dich gegen einen Räuber wehren, der dich angreift und deine Handtasche klauen will? Natürlich könntest du, denn Ganoven, die sich nur trauen, auf Oldies loszugehen, sind Schwächlinge!

Selbst ein Hoodie und ein breitbeiniger Gang können nicht kaschieren, dass du es mit einem Wicht zu tun hast, der sich ausschließlich von Hamburgern und Fritten ernährt und folglich zerbrechliche Knochen sowie einen IQ wie eine Tüte Reißnägel hat. Du bist stärker und klüger als er und brauchst nur noch ein bisschen Know-how. Einige wohlgezielte Schläge mit einem Stock oder einer improvisierten Waffe sollten reichen, um diesen Wicht abzufertigen.

1. RUHIG BLEIBEN

Statistisch gesehen haben Oldies eine völlig übertriebene Angst vor Überfällen und anderen Straftaten. Ihr tatsächliches Risiko, Opfer eines Verbrechens zu werden, liegt weit unter dem junger Leute. Wahrscheinlich liegst du im Bett und träumst den Überfall bloß.

2. DU WIRST TATSÄCHLICH ÜBERFALLEN

Bitte beachte, dass du im wirklichen Leben keinesfalls glauben solltest, du würdest träumen. Vergiss bei einem echten Überfall also Tipp 1 und geh davon aus, dass du hellwach bist.

3. WAR JA KLAR!

Die meisten Selbstverteidigungstricks nützen in echten Konfrontationen gar nichts. Wenn du wirklich wissen willst, wie du dich schützt, dann überspring diesen Abschnitt. Echt, erspar dir die Mühe weiterzulesen, und blättere um.

4. BIST DU IMMER NOCH DA?

Worauf wartest du? Warum vergeudest du weiter deine Zeit? Verzieh dich …!

5. HERZLICHEN GLÜCKWUNSCH!

Gut gemacht. Du hast den ersten Test bestanden. Du hast bewiesen, dass man dich einmal reinlegen kann, aber du hast Standvermögen und lässt dich kein zweites Mal foppen.

6. REINGELEGT!

Du verschwendest wirklich deine Zeit. Überspring diesen Abschnitt. Los!

7. HERZLICHEN GLÜCKWUNSCH!

Gut gemacht. Du hast den zweiten Test bestanden. Du hast bewiesen, dass man dich zweimal reinlegen kann, aber du hast erstaunliches Standvermögen und lässt dich kein drittes Mal foppen. Du bist wirklich weise.

8. JETZT GEHT ES LOS

Die beiden Tests haben dir hoffentlich gezeigt, wie hartnäckig du sein kannst. Nutze jetzt diese gewaltige Kraft, um dich und dein Eigentum zu schützen.

9. RÜSTE DICH

Vergiss den Gehstock! Nimm lieber einen Baseballschläger mit.

10. KENNE DEINEN FEIND

Erkunde die Schwachstelle deines Feindes und du wirst ihn besiegen und beherrschen. Glücklicherweise haben alle Menschen dieselben sieben Schwachstellen: Schritt, Brustwarzen, Nase, Augen und Lolcats (siehe unten).

11. JEDER LIEBT LOLCATS

Wehre dich anfangs immer mit Lolcats. Lolcats sind lachhafte Bilder von süßen kleinen Katzen, die grammatisch inkorrekte Texte von sich geben. Mach also ein süßes Gesicht und ruf laut: »Ich können haben Cheeseburger?« Damit beeindruckst und verwirrst du den Angreifer: Dein unerwarteter Ausbruch macht ihn konfus und deine Kenntnis schmerzlich veralteter Internetphänomene schindet Eindruck.

12. NUTZ DEINEN VORTEIL

Nun, da das Überraschungsmoment kurz auf deiner Seite ist, nutzt du deinen Vorteil und drischst dem Ganoven mit dem Baseballschläger ins Gemächt. Stich ihm mehrmals mit einer Rolle Polo-Minzbonbons in Augen und Nase, wirble dein angeleintes Hündchen als lebende Nunchaku durch die Luft – und dann mach dich vom Acker!

Freunde fürs Leben:

WARUM KLEINE HUNDE BESSER SIND ALS GROSSE

Ein weiser Mann sagte einmal: »Ein Hund, den man über einen Zaun werfen kann, ist kein Hund.« Kleine Kläffer haben keinen guten Ruf, dabei gilt gerade beim besten Freund des Menschen, dass weniger manchmal mehr ist.

1. Je größer ein Hund ist, desto größere Kackhaufen hinterlässt er. Eine dänische Dogge muss sich nur drei Tage in deinem Garten erleichtern, um ihn in eine Hügellandschaft zu verwandeln. Im Vergleich dazu zeichnet sich der zierlichere Bichon Frisé nicht nur durch ein wunderschönes flauschiges, weißes Fell aus, sondern auch durch winzige und perfekt geformte Fäkal-Nuggets.

2. Kleinere Hunde leben länger und sind oft gesünder als große. Kein Wunder eigentlich: Du fändest das Leben sicher auch entspannter, wenn man dich in einer Handtasche herumtrüge.

3. Kleine Hunde können 24 Stunden kläffen, ohne Luft holen zu müssen; große Hunde machen früher schlapp. Viele alte Leute leiden unter Einsamkeit, aber wenn täglich erzürnte Nachbarn klingeln und alle zwei Wochen der Hundefänger vorbeischaut, gewinnt das Sozialleben ungemein.

4. Kleine Hunde essen weniger, kommen also günstiger. Vergiss auch nie, dass Hunde von wilden Fleischfressern abstammen. In unserer Sentimentalität bilden wir uns ein, sie würden uns lieben, doch in Wirklichkeit betrachten sie uns als wandelnde Steaks. Auch dein Hund wartet nur, bis du hinfällst und mit gebrochener Hüfte ohnmächtig liegen bleibst. Dann knabbert er drei Tage lang an deinem Gesicht. Kleinere Hunde fressen weniger von dir auf.

5. Kleine Hunde lassen sich gern schick machen und wir tun ihnen den Gefallen, indem wir ihnen Schottenröckchen und ähnlich schnuckelige Kleidungsstücke kaufen.

6. Die meisten kleinen Hunderassen wurden ursprünglich gezüchtet, um Ratten zu jagen, Füchse aus ihrem Bau zu scheuchen oder Schädlinge zu fressen. Bekanntlich sind Füchse und Ratten nach Herzerkrankungen und Vormittagsfernsehen die dritthäufigste Todesursache bei Senioren über 65. Ein kleiner Hund bietet in dieser Hinsicht beruhigenden Schutz.

7. Kleine Haustiere fördern soziale Interaktionen, sorgen für körperliche Aktivität und wirken beruhigend – beim Halter. Ihre Nachbarn hingegen treiben die Kläffer in den Wahnsinn.

DU WEISST, DASS DU ALT WIRST,
WENN DU NACH
einer Partie
SCHACH
TOTAL ERSCHÖPFT BIST.

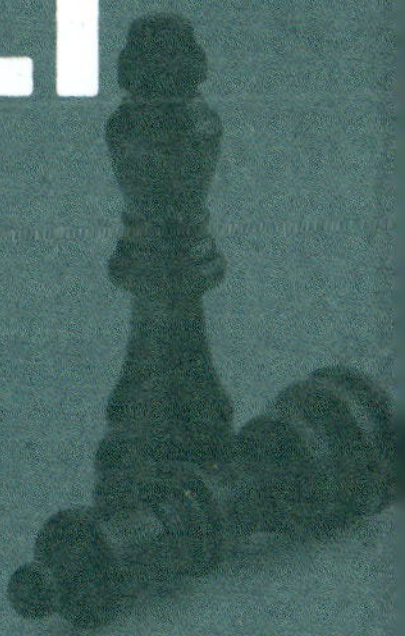

8. Größere Hunde brauchen meist viel Bewegung, wohingegen Shih Tzus so winzig sind, dass sie eine Woche lang völlig erledigt sind, nachdem sie dir in die Küche gefolgt sind. Sie lieben den Umgang mit Menschen und Geselligkeit, schnappen aber gern nach kleinen Kindern – die perfekte Ausrede, warum du die nächsten Jahre (also bis sie weniger nervig sind) leider nicht auf die süßen Enkel aufpassen kannst.

Spätblüher:

MACH'S WIE SUSAN BOYLE

Die Schottin Susan Boyle war 48 Jahre alt und arbeitslos, als sie im Jahr 2009 in der Castingshow *Britain's Got Talent* auftrat und über Nacht weltberühmt wurde. Marie Curie lernte noch mit 50 schwimmen, der russische Romancier Leo Tolstoi fuhr mit 67 Jahren zum ersten Mal Rad. Es ist also nie zu spät, etwas Neues zu lernen und seine Träume zu verfolgen.

Sieh dich um! Alles um dich herum begann einmal als Gedanke. Setz deine Gedanken in die Tat um, indem du handelst. So einfach ist das. Unbewusst tun wir das ständig. Wer denkt schon »Ich muss mal aufs Klo« und geht dann, ohne vom Sofa aufzustehen? Hier die acht Wege zu mehr Effektivität für Senioren:

1. SCHIEB ALLES AUF

Verschiebe nie auf morgen, was du auch nächste Woche kannst besorgen, wenn du noch älter und weiser bist.

2. LACHE TÄGLICH

Vergiss nicht, mehrmals am Tag zu lachen – aber vergiss nie, worüber du gerade lachst. Hier verläuft die Grenze zum Wahnsinn.

3. ISS FRITTIERTES

Iss jeden Tag frittierte Hühnerteile vom Imbiss, je billiger und verdächtiger, desto besser. Die darin enthaltenen Hormone lassen deine Brüste wachsen und machen dich hyperaktiver als den *Wolf of Wall Street*.

4. TRAG GROSSZÜGIGE KLEIDUNG

Zieh Hosen an, die dir eine Nummer zu groß sind, dann glaubt dein Umfeld, du hättest abgenommen. Fragen dich Freunde nach deinem Geheimnis, verrätst du ihnen, dass du jede Menge Junkfood isst, weshalb dein Herz hart arbeiten muss und in Form bleibt.

5. DELEGIERE

Starre Dinge, die dir heruntergefallen sind, so lange an, bis sie jemand für dich aufhebt.

6. BETRACHTE DIE WELT PHILOSOPHISCH

Alles geschieht aus einem Grund – wenn auch nicht unbedingt aus einem guten. Betrauere also die verpassten Chancen deines Lebens sofort. Warum noch länger warten?

7. GREIF NICHT NACH DEN STERNEN

Bei dem Versuch, dich zu sehr zu strecken, überdehnst du nur deine Bandscheiben und reizt deinen schmerzenden Ischias unnötig. Wenn du Rückenschmerzen hast, mach lieber Kniebeugen, Beckenübungen oder leg dich mit dem Gesicht nach unten auf den Boden.

8. SCHLAF VIEL

Mach ins Bett, bevor du einschläfst. Damit ersparst du dir spätere Enttäuschungen und kannst unbesorgt durchschlafen.

KAPITEL 5

Sozialleben

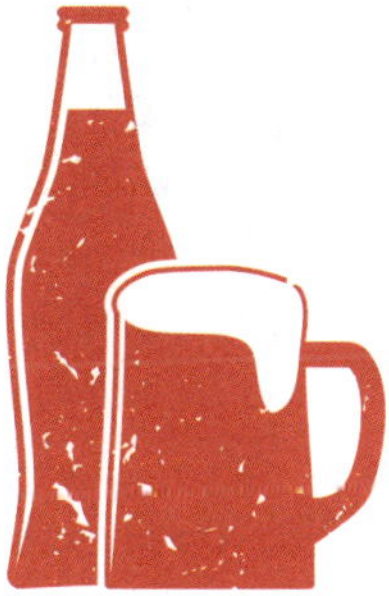

DIE BESTEN TIPPS ZUM UMGANG MIT GENERATION Z

Viele Oldies finden die Kommunikation mit jungen Leuten enorm anstrengend, frustrierend und verwirrend – wenn denn überhaupt ein Gespräch zustande kommt. Denn meistens schreiben junge Leute Textnachrichten und stopfen sich Junkfood in ihre Riesenschädel.

Sie können stundenlang auf einen Fünf-Zoll-Monitor starren, fragst du sie aber, wie ihr Tag war, laufen sie heulend auf ihr Zimmer. Gelungene Kommunikation ist der Schlüssel zu gesunden Beziehungen, du musst jungen Leuten also ganz ehrlich sagen, dass dir ihre lächerlichen Luxusprobleme am Arsch vorbeigehen.

1. REDE IHRE PROBLEME KLEIN

Die Frisur will einfach nicht sitzen? Nicht zu einer Party eingeladen? Freund(in) hat Schluss gemacht? Solche Probleme mögen dir unerheblich scheinen, doch für Teenager brechen da Welten zusammen. Rück ihre Perspektive zurecht, indem du sie darauf hinweist, dass sie mit ihrer Ausbildung später maximal einen Job als Burgerbrater bekommen. Spätestens dann werden sie nie mehr gut sitzende Haare haben, sondern überall Pickel. Ihr Leben lang werden sie zum Mindestlohn schuften und gegen Akne kämpfen.

2. GIB SARKASTISCHE ANTWORTEN

Sarkasmus kann wehtun – wenn man ihn richtig einsetzt. Man sollte Selfie-verrückten Teens möglichst früh die Luft rauslassen, sonst suhlen sie sich ihr ganzes Leben lang in ihrer Eitelkeit. Heutzutage wissen Kinder ja nicht einmal mehr, wie man Sarkasmus schreibt.

3. ENTKRÄFTE IHRE GEFÜHLE

Wenn Gott gewollt hätte, dass wir jungen Leuten mit geneigtem Kopf zuhören und Mitgefühl zeigen, dann hätte er keine Wirbelsäulenverkrümmung erschaffen. Mit Kommentaren wie »Alles halb so schlimm« oder »Ich lache jetzt über dich, aber irgendwann wirst du über die Sache auch lachen können« erstickst du jedes Twinseln (Teenager-Winseln) im Keim. Echt, das Leben ist zu kurz, um das verletzte Ego von Menschen zu pflegen, die so tun, als verfügten sie über mehr Lebenserfahrung als du.

ERSTICKE JEDES TWINSELN

4. REDE ÜBER DICH SELBST

Teenager sind noch egozentrischer als Promis, weil sie jeden Tag die Hauptrolle in einem Drama spielen, in dem sich alles nur um sie dreht. Lenk deshalb das Gespräch auf deine Gesundheitsprobleme und auf historische Ereignisse. An der alten Weisheit »Probleme erscheinen kleiner, wenn man schläft« ist was dran. Zukünftig werden die jungen Leute sicherheitshalber auf die andere Straßenseite wechseln, um dich nicht mit ihren Problemen zu belasten.

5. FÄLLE SOFORT EIN URTEIL

In unseren Zeiten des Kulturrelativismus erleben Teenager die Welt als verwirrend und vieldeutig. Deshalb sehnen sie sich nach Gewissheit und vorschnellen Urteilen, auch wenn sie vielleicht glauben, sie wünschten sich dein Mitgefühl. Sag ihnen klipp und klar, was sie hätten tun sollen. Noch besser: Erzähl ihnen ausführlich, was du in einer ähnlichen Situation vor 50 Jahren gemacht hast.

6. FORDERE SIE AUF, ENDLICH ERWACHSEN ZU WERDEN UND SICH ERST EINMAL EINE AMÖBENRUHR ZU HOLEN

Teenager haben große Ziele und unrealistische Erwartungen. Warum warten, bis diese Hoffnungen und Träume nach 40 Jahren liebloser Ehe und beruflicher Stagnation gestorben sein werden? Reiß die jungen Leute lieber gleich aus ihrer Fantasiewelt! Träumt dein Enkel davon, um die Welt zu reisen, auf einer Tropeninsel seine Seelenverwandte zu finden und sie barfuß bei Sonnenuntergang am Strand zu heiraten? Dann erzähl ihm zum 20. Mal die Geschichte, wie du während des Koreakriegs beinahe an der Amöbenruhr verreckt wärst.

Trenn dich von alten Freunden

UND SUCH DIR NEUE

Das Leben ist zu kurz, um mit Leuten herumzuhängen, die einen runterziehen – emotionalen Blutsaugern, Schmarotzern, die dich ständig um Gefälligkeiten bitten, aber nie da sind, wenn du sie brauchst, und Melodramatikern, die hinter deinem Rücken über dich lästern und nichts von deinen Problemen hören wollen.

Wer Freunde hat, lebt länger – das gilt allerdings nur für pflegeleichte Freunde. Brich noch heute den Kontakt zu nervigen alten Freunden ab und such dir neue. Dazu fünf Tipps:

1. Wie wimmelst du eine gebrechliche alte Freundin ab, die dich ständig bittet, sie im Altenheim zu besuchen? Indem du ihr ein schlechtes Gewissen einredest: Behaupte, du seist leider mit deiner Freiwilligenarbeit im Obdachlosenheim total eingespannt, wo du deinen Glauben verbreitest und etwas für das Gemeinwohl tust.

2. Forschungsergebnissen zufolge stehen soziale Aktivität und motorische Fähigkeiten in engem Zusammenhang. Gesellige Senioren tun sich leichter, in gerader Linie zu gehen, auf einem Bein zu stehen und sich im Kreis zu drehen, ohne umzufallen. Trenn dich also von allen Freunden, die nicht mindestens zwei dieser Dinge beherrschen – sonst läufst du Gefahr, ihnen ständig helfen zu müssen, sobald sie noch gebrechlicher werden.

VERMEIDE HOCHZEITEN UND BEERDIGUNGEN

3. Versuche, alle Freunde über 70 durch jüngere zu ersetzen. Dann musst du nicht auf so viele Beerdigungen gehen, die dich nur runterziehen.

4. Halte dich aber auch von allen Singles unter 40 fern, sonst musst du irgendwann auf ihre Hochzeit, was noch langweiliger und teurer ist als eine Beerdigung – und sechs Jahre später musst du ihnen auch noch während ihrer Scheidung beistehen.

5. Einer kürzlich in der Zeitschrift *Neurology* veröffentlichten Studie zufolge lasen und schrieben Senioren, die mindestens einmal die Woche Sport trieben, ebenso gut wie 15-Jährige, außerdem waren sie sozial aktiv und geistig fit. Für dich bedeutet das: Sportlich aktive Freunde sind weniger bedürftig, also erstrebenswert. Teste aktuelle und potenzielle Freunde, indem du zügig mit ihnen durch den Park spazierst und sie dabei bittest, die zentralen Thesen von Russell Brands *Revolution* zusammenzufassen. Beobachte, ob dein Gegenüber sich körperlich oder geistig anstrengen muss (idealerweise hat er das Buch gar nicht gelesen), und entschuldige dich dann kurz, damit niemand sieht, wie du ins Gebüsch kotzt.

Kneipentouren

MIT DEM SENIORENPASS UND ANDERE TRINKSPIELE

Gemeinsame Sauftouren waren immer das Privileg junger Menschen. Jeder hat in seiner Jugend an Sauftouren oder -spielen teilgenommen, doch je älter wir werden, desto öfter trinken wir allein, weil sämtliche Freunde beruflich oder familiär eingespannt sind. Bald sind die glücklichen Nachmittage und Abende sorglosen Komasaufens nur noch eine blasse Erinnerung.

Dabei ist man nie zu alt, um seiner Leber kräftig eine reinzuwürgen! Überdies zeigt uns die Forschung, dass Geselligkeit im Alter die Gesundheit, die Zufriedenheit und die Langlebigkeit fördert. Fühlst du dich zu wacklig auf den Beinen für eine Kneipentour? Das ist eine superfaule Ausrede, denn landauf, landab knallen junge Menschen sich die Birne zu, um genau diesen Zustand zu erreichen! In vielen Regionen gilt ein Samstagabend nur als gelungen, wenn man hart stürzt, das Bewusstsein verliert und bewegungsunfähig in eine Notaufnahme eingeliefert wird. Alte Leute beherrschen diese Kunst, ohne sich erst volldröhnen zu müssen. Du bist diesen blutigen Anfängern also schon mal voraus – außerdem hast du einen kostenlosen Seniorenpass für den Bus!

DAS KARMA GREIFT EIN

Mit zunehmendem Alter baut unser Körper Alkohol immer langsamer ab. Genau in der Lebensphase, in der wir mit einer knappen Rente auskommen müssen, greift also das Karma ein und sorgt dafür, dass wir deutlich weniger Bier brauchen, um uns zuzuknallen. Welchen Beweis brauchst du noch, dass es im Universum eine göttliche Ordnung gibt?

1. Vergiss die Mahnungen deines Arztes, wöchentlich nicht mehr als 100 beziehungsweise 160 Gramm Alkohol (für Frauen beziehungsweise Männer) zu konsumieren. Erstens sind diese Richtwerte extrem konservativ, und zweitens soll dein Arzt nicht so scheinheilig tun – bekanntlich saufen viele Mediziner wie Ernest Hemingway. Vor allem aber gelten diese Richtwerte für junge Leute, die ihre gesamte Säuferkarriere noch vor sich haben und mit der Substanz ihrer Leber haushalten sollten. Es ist wie beim Marathon: Sprintet man zu schnell los, schafft man es nie bis ins Ziel. Aber nach Kilometer 35 darf man das Tempo schon anziehen, und die letzten 200 Meter sogar sprinten.

2. Keine Angst vor Hausverboten in Kneipen – der kostenlose Seniorenpass für den Bus erlaubt dir, deinen Horizont zu erweitern und eine unbegrenzte Zahl an Feuerwasserlöchern anzusteuern. Angesichts notorisch unzuverlässiger Busfahrpläne solltest du aber immer eine Notration Whisky in einer Thermosflasche dabei haben, damit du und auch deine Freunde den Pegel halten können, während ihr auf den nächsten Bus wartet.

3. Wenn dir der Sinn nicht nach einem Kneipenbummel steht (oder du deine 101-jährige Mutter pflegen musst), dann trink einfach vor dem Fernseher. Das Fernsehprogramm tagsüber ist ganz offenkundig auf alte Saufnasen zugeschnitten, denn nüchtern erträgt niemand *Bares für Rares*, *Um Himmels Willen*, *Ruck Zuck* oder *Frauentausch*.

4. Eine bewährte Art, für stetigen Alkoholnachschub zu sorgen, besteht darin, beim Glotzen immer einen Schluck zu nehmen, wenn bestimmte Schlüsselworte wie »Willkommen bei unserer Sendung« »Kaufen«, »Verkaufen«, »Schnäppchen« oder »Amen« fallen.

5. Sorgst du dich um den Zustand deiner Leber? Dann überprüf ihren Zustand gleich anhand der folgenden interaktiven Infografik. Die Farbe unseres Urins variiert, je nachdem, wie viel Flüssigkeit wir getrunken haben, wie gut unsere Leber arbeitet, welche Harnwegsinfekte wir gerade haben und wie viele M&Ms wir gegessen haben. Die Farbe deines Urins verrät Folgendes:

farblos	Du trinkst zu viel Wasser. Gib weniger Eiswürfel und Cola in deine Drinks.
strohgelb	Du bist gut hydriert und gesund. Du kannst es dir also leisten, dir heute voll die Kante zu geben.
bernstein- oder honigfarben	Du bist dehydriert. Trink drei Tassen Tee und iss ein englisches Frühstück.
sirup- oder schlammfarben	Du bist stark dehydriert und hast möglicherweise einen Leberschaden. Oder du solltest endlich die tote Ratte aus deinem Spülkasten entfernen.
schaumig oder zischend	Finger weg von Champagner und Trüffeln.
orange	Du bist stark dehydriert, außerdem funktioniert deine Leber möglicherweise nicht vernünftig. Vielleicht liegt es aber auch nur an der Lebensmittelfarbe in deinen Multivitamintabletten. Trink lieber Wein und Bier statt Schnaps.
rosa bis rötlich	Keine Sorge, wenn du rote Bete gegessen hast oder die hängenden Gärten von Chalfont dir Probleme machen. Ansonsten weist die Farbe auf Nierenprobleme oder einen Harnwegsinfekt hin. Wende dich an deinen Arzt oder geh auf Entzug.

So bringst du deine Kinder dazu,

DICH ÖFTER/SELTENER ZU BESUCHEN

In deiner Lebensphase spielt es für deine Gesundheit und deine Finanzen eine große Rolle, ob du über deine Freizeit selbst bestimmen kannst. Was heißt, dass deine erwachsenen Kinder nur dann kommen sollten, wenn es dir passt und nicht, wenn sie Geld oder einen Babysitter brauchen. Umgekehrt fühlt man sich ungeliebt und vernachlässigt, wenn die Kinder nur einmal im Jahr vorbeischauen. Du brauchst also eine Strategie, um die Zahl der Besuche selbst zu steuern. Dein Hebel: Schuldgefühle. Hier erfährst du, wie du sie weckst und melkst.

Die meisten Leute sind erbärmliche Schauspieler. Bei dem Versuch, anderen Schuldgefühle einreden, ringen sie die Hände, reiben sich die Schläfen und schluchzen »Ich bin dir doch egal!«, »Ich fühle mich so einsam« oder (passiv-aggressiv) »Mach dir nur keine Sorgen um mich, ich weiß, du hast alle Hände voll zu tun«. Wie abgedroschen! Um den maximalen Effekt zu erzielen, musst du es schon ein bisschen klüger anstellen.

Das Gute
am Gedächtnis-
verlust ist,
DASS MAN
JEDEN TAG
NEUE LEUTE
TRIFFT.

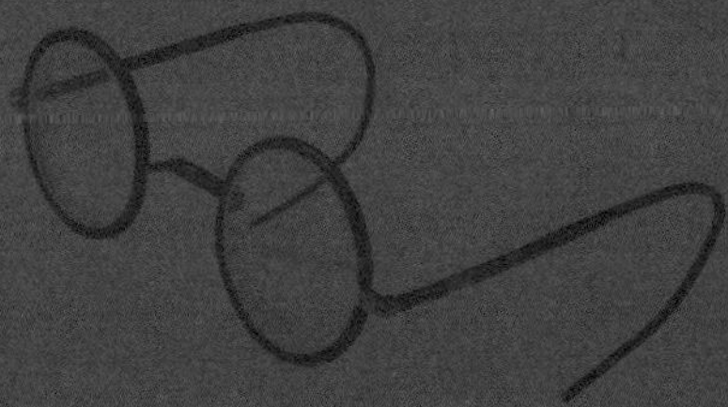

1. Märtyrer-Komplex: Du leidest mehr als alle anderen – was dich aber nicht davon abhält, deinen unzähligen Verpflichtungen nachzukommen. »Ich habe heute schreckliche Migräne, doch sag deswegen dein romantisches Wochenende nicht ab. Ich freue mich schon darauf, währenddessen auf meine lieben Enkel aufzupassen.«

2. Eine doppelte Dosis Gewissenbisse verpasst du deinen Kindern, wenn du ihnen außerdem unter die Nase reibst, welche Opfer du für sie erbracht hast: »Weißt du noch, als ich Überstunden im Schlachthof gemacht habe, nur um dir zu Weihnachten eine Geige schenken zu können, und dann mit Frostbeulen ins Krankenhaus kam? Ach, aber das war es mir wert! Du hättest dein Gesicht sehen sollen, als du sie auspacktest. Du warst ganz aus dem Häuschen. Du spielst nicht mehr Geige, oder, Schatz? Ich würde dich gern mal wieder spielen hören. Warum kommst du nicht dieses Wochenende und spielst ein paar alte Zigeunerlieder? Du warst so talentiert!«

3. Staple vergangene, aktuelle und zukünftige Leiden zu einem Triplewhopper: »Mein Arzt sagt, ich hätte die Firma, die mich in einem derart eisigen Kühlraum arbeiten ließ, verklagen sollen. Er meint, das Rheuma in meinen Fingern ist wahrscheinlich deswegen heute so schlimm. Jemand müsste zwei Mal wöchentlich meine Arme mit Creme einreiben, um den Blutfluss anzuregen, sonst verliere ich sie noch. Aber das kann ich von dir ja nicht verlangen. Weißt du noch, wie aufgeregt du warst, als du damals die Geige auspacktest?

4. Wenn alles nicht fruchtet, beendest du jeden Satz mit »D-O-Double-G«, und gehst nackt, nur mit Pantoffeln bekleidet, auf die Straße. Deine Kinder werden glauben, du hättest sie nicht mehr alle, und zu dir eilen, noch bevor du »vaskuläre Demenz« sagen kannst.

Altenheime

UND WIE MAN IHNEN ENTGEHT

Altenheime sind wie die Abflughalle eines Flughafens während eines Schneesturms. Man weiß nicht, wann es weitergeht oder ob man überhaupt ans Ziel kommt, alles ist überfüllt, man sitzt gedrängt nebeneinander, langweilt sich, und immer ist irgendjemand krank.

Vergiss nie: Altenheime sollen, genau wie Flughäfen, Rendite bringen. Ob die Passagiere oder Insassen glücklich sind, interessiert keine alte Sau. Sieh also zu, dass du möglichst lange draußen bleibst – selbst wenn du dafür Sport treiben musst!

1. Es ist nie zu spät, seine Gewohnheiten zu ändern. Fällst du beim Schneiden deiner Zehennägel regelmäßig in Ohnmacht oder betrachtest du es als anspruchsvolles Workout, eine Tiefkühlpizza auszupacken? Dann sorgen schon 10-minütige tägliche Spaziergänge dafür, dass du länger unabhängig bleibst. Ideal wäre eine Stunde Sport: 10 Minuten Kardiotraining, 5 Minuten Gewichte stemmen – und 45 Minuten, bis man sich zu alldem aufgerafft hat.

2. Am besten machst du dein Training sofort nach dem Aufstehen, bevor dein Gehirn mitbekommt, was du da treibst.

3. Auch wenn Ärzte das Gegenteil behaupten: Ein schlechtes Gedächtnis kann durchaus nützlich sein. Wer ständig seine Brille sucht, bleibt zumindest in Bewegung.

4. Sollte dein Gedächtnis etwas nachgelassen haben, hängst du einen Zettel mit deinem Trainingsplan und deinen Laufstrecken an die Haustür. Dann finden dich deine Angehörigen schneller, wenn du dich verlaufen hast oder bewusstlos im Straßengraben liegst.

5. Sollte dein Gedächtnis nachgelassen haben, siehe Punkt 4.

6. Wähle die richtige Trainingskleidung. Sie sollte schick und gleichzeitig praktisch sein. Viele Sportler bevorzugen alte, bequeme Sachen, doch ideal sind schwarze Anzüge beziehungsweise elegante Kleider. Dann trägst du schon das Passende für die Aufbahrung, nur für den Fall, dass der Herzkasperl dich überraschend ereilt.

7. Anlässlich ihres 80. Geburtstags erklärte die Fitnessikone Jane Fonda: »Ich fühle mich großartig. Ich habe fast jeden Tag Sex. Fast am Montag, fast am Dienstag, fast am Mittwoch …« Sollte dir ein regelmäßiges Sexleben abgehen, kommst du beim Joggen wenigstens regelmäßig ins Stöhnen.

8. Konzentrier dich auf deine Fitness, nicht auf dein Gewicht. In ein paar Jahren wirst du sowieso radikal abgenommen haben – auf etwa drei Kilo inklusive Urne.

KAPITEL 6

Liebesleben

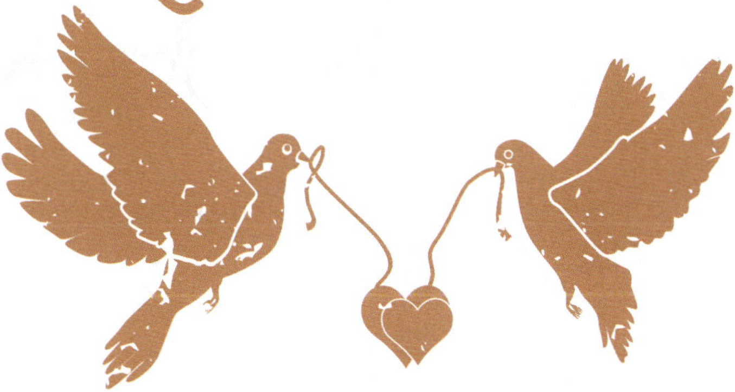

WARUM LEBEN JUNGE LEUTE SO UNGESUND?

Junge Leute müssen endlich aufhören, so viele koffeinhaltige Energydrinks in sich reinzuschütten. Nicht auszudenken, was diese Generation anrichten könnte, wenn sie dereinst mit zittriger, übernächtigter Hand das Ruder übernimmt!

Stell dir nur einen überkoffeinierten zukünftigen Präsidenten der USA vor, der genauso miese Entscheidungen trifft wie seine Vorgänger – nur viel

schneller! Und überleg dir mal, wie völlig anders die Geschichte verlaufen wäre, hätte es früher schon Red Bull gegeben.

SCHLACHT BEI HASTINGS

König Harald wäre derart aufgedreht gewesen, dass ein Pfeil im Auge ihn nicht aufgehalten hätte. Er hätte ihn herausgerissen und die englischen Truppen aufgepeitscht: »Yo, ihr normannischen Nullen, als Eroberer seid ihr Flaschen! Ich versohl euch jetzt den Hintern, weil euer Arsch mir gehört!« Wilhelm der Beinahe-Eroberer wäre davongesegelt – und England wäre heute noch so ein hinterwäldlerischer Flecken Erde wie Wales.

REFORMATION

Einer der entscheidenden Momente der europäischen Geschichte hätte nie stattgefunden. Martin Luther hätte drei Tage und Nächte durchgeschrieben und schließlich 4695 Thesen verfasst, die aber an keine Wittenberger Kirchentür mehr gepasst hätten. Außerdem hätte sich niemand die Mühe gemacht, sie alle zu lesen. Anstatt in Gedankenfreiheit zu erblühen, wäre Europa im Mittelalter hängen geblieben.

AMERIKANISCHER UNABHÄNGIGKEITSKRIEG

Der Schlachtruf der Rebellen hätte gelautet: »Keine Besteuerung ohne Koffeinierung« und die Boston Tea Party hätte Boston Rockstar Monster Rave geheißen. Doch kaum hätten die Rebellen angefangen, die Kisten mit Energydrinks ins Wasser zu werfen, wäre ihr Plan durch Horden aufgeputschter Jugendlicher vereitelt worden, die hinterhergesprungen wären, um sie zu retten. Auch die amerikanische Revolution hätte also nie stattgefunden.

PEARL HARBOR

Die Japaner wären von hellwachen GIs mühelos abgefertigt worden, die USA wären nie in den Zweiten Weltkrieg eingetreten, Hitler hätte die Welt erobert und jetzt würden wir alle Roter Stier, Untoter und Ungeheuer trinken.

Sieben Zeichen, DASS DU NOCH ATTRAKTIV BIST

Auch über 60-Jährige können noch überaus sexy sein. Schau dir nur Helen Mirren oder Harrison Ford an, die sind sogar schon über 70. Selbst nach Joan Collins und Michael Caine drehen sich die Leute um, anstatt dass sich ihnen der Magen umdreht. An welchen sieben Zeichen kannst du erkennen, ob du noch attraktiv bist?

1. Wenn jüngere Menschen echtes Interesse an dir und deinen Interessen zeigen und dir endlos Fragen stellen, sind sie wahrscheinlich scharf auf dich. Zu den typischen Anmachsprüchen gehören: »Wie weit kommen Sie denn durchschnittlich mit einer Batterieladung?« und »Bekommen Sie als Kriegsveteran einen Mobilitätszuschuss?«

2. Dein Gegenüber zeigt Interesse an dir, indem es deine Körperhaltung spiegelt. Die Körpersprache verrät alles. Du bist also im Geschäft, wenn dein Gegenüber an seinen Zähnen saugt, sich das Zahnfleisch leckt oder mitten im Satz einschläft und dann mit einem »Was?« aufschreckt.

3. Flirtexperten zufolge erweitern sich die Pupillen eines Menschen bei sexuellem Interesse. Allerdings schlucken junge Leute heutzutage derart viele Drogen, dass man sich auf dieses Signal nicht mehr verlassen kann. Ebenso sagt es nicht mehr viel, wenn junge Leute in deiner Gegenwart zapplig und fahrig wirken – wahrscheinlich sind sie nicht total in dich verschossen, sondern haben zu viel Ketamin intus.

4. Komplimente sind auch ein guter Hinweis darauf, dass jemand auf dich steht. Typische Schmeicheleien lauten: »Du hast deinen Kolostomie-Beutel echt gut versteckt!« und »Nice, ich sehe, du hattest gerade deine allmonatliche Botoxspritze!«

5. Aufgepasst, wenn jemand ungewöhnlich oft Körperkontakt sucht. Dadurch signalisiert dein Gegenüber sexuelles Interesse – oder es versucht, dich wiederzubeleben.

6. Ein Lächeln schlägt natürlich alles. Wenn dich jemand über einen belebten Raum hinweg anlächelt, interessiert er sich bestimmt für dich. Vergewissere dich, dass du eine Hose trägst, und geh rüber.

7. Männer necken gern Frauen, für die sie sich interessieren. Flirtet ein netter junger Mann mit dir auf diese Weise, ist er vielleicht scharf auf dich. Zieht er dich mit deinen Altersflecken auf, versteckt er dein Gehwägelchen oder sprüht er seine Duftmarke über das Muster deiner Steppdecke? Dann bist du im Rennen!

Bist du ein PUMA ODER PANTHER?

Ein Puma ist eine ältere Frau, die Beziehungen zu deutlich jüngeren Männern sucht. Ein Panther ist ein schmutziger alter Mann, der sexuelle Beziehungen zu deutlich jüngeren Frauen anstrebt. Dieser Test verrät dir, ob du ein Puma beziehungsweise Panther bist.

Du weißt, dass

DU ÄLTER WIRST,

wenn

dir

nur

noch

der

TEEKESSEL

HINTERHERPFEIFT.

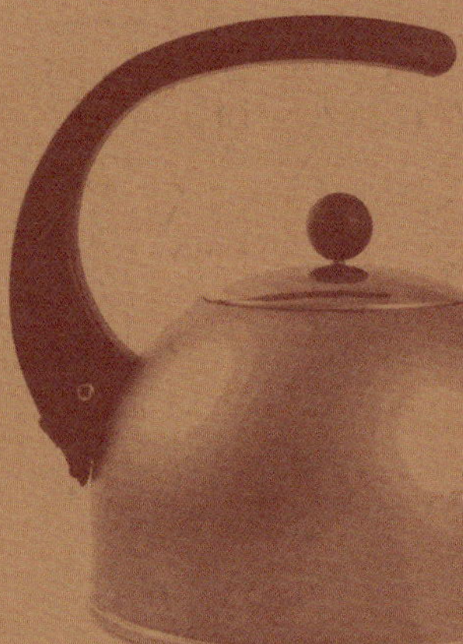

1. Was denkst du, wenn dir jemand nachpfeift?

a. Ich nehme an, er meint jemand anderen.

b. Ich ärgere mich, als Sexobjekt wahrgenommen zu werden, fühle mich aber auch ein wenig geschmeichelt.

c. Ich freue mich über die Aufmerksamkeit.

2. Wie viel Parfüm/Duftwasser verwendest du?

a. Keines, ich bevorzuge den Geruch nach altem Urin.

b. Ich tupfe mir ein wenig hinter die Ohren und auf die Handgelenke.

c. Man kann nie zu viel auftragen.

3. Wie oft gehst du ins Sonnenstudio?

a. Nie.

b. Gelegentlich.

c. Täglich.

4. Was assoziierst du mit der Farbe Orange?

a. Einen feuchten Fleck.

b. Eine Orange.

c. Vollkommenheit.

5. Wer ist dein kulturelles Idol?

a. Jeb Bush.

b. George Clooney.

c. Rolf Eden.

6. Wie hättest du Hugh Hefner beschrieben?

a. Trauriger alter Perversling.

b. Abscheulicher alter Lüstling, der sein Leben vergeudet hat.

c. Einstiger Glückspilz.

7. Dein 35-jähriger Sohn bringt seine 19-jährige Freundin/ deine 35-jährige Tochter bringt ihren 19-jährigen Freund zum Abendessen mit. Wie gehst du damit um?

a. Die Situation ist dir peinlich, du versuchst aber, es dir nicht anmerken zu lassen.

b. Du bist ein wenig eifersüchtig und fragst scherzhaft, ob sie im Bett oder im Stubenwagen schlafen.

c. Du versuchst, das knackige junge Ding zu verführen, während dein Kind in der Küche Kaffee macht.

8. Wie oft trägst du Kleidung mit Leopardenmuster und/oder Hosen beziehungsweise Röcke aus Leder?

a. Nie.

b. Gelegentlich.

c. Ich lege sie nur ab, um süße Liebe zu machen.

9. Tönst du deine Haare oder trägst du eine Perücke?

a. Nur mein Schnauzer ist angeklebt.

b. Ich lasse der Natur ihren Lauf.

c. Selbstverständlich.

10. Finden deine erwachsenen Kinder deinen Kleidungsstil peinlich?

a. Nur die Flecken.

b. Nö.

c. Ständig, vor allem wenn ich mir ihre Klamotten ausborge.

11. Wie viele Botox-Sitzungen und Schönheitsoperationen hast du hinter dir?

a. Zählt eine Rektumprolapsoperation? Die war rein kosmetisch.

b. Eine oder zwei.

c. Mehr als zwanzig.

Ergebnis

VORWIEGEND A

Du bist alles andere als ein Puma beziehungsweise Panther. Obwohl in Sachen Hygiene, Auftreten und Stil noch Luft nach oben wäre. So bekommst du jedenfalls niemanden ab, schon gar nicht einen 20 Jahre jüngeren Partner.

Du schätzt dein Alter und deine Attraktivität richtig ein und alterst in Würde. Gelegentlich beneidest du Michael Douglas oder Madonna, aber du weißt, dass für Normalsterbliche andere Regeln gelten.

VORWIEGEND B

VORWIEGEND C

Dich als Puma beziehungsweise Panther zu beschreiben wäre noch untertrieben. Du hältst dich für reif und charmant, in Wirklichkeit bist du aber ein alter Saubär!

Wer rastet, DER ROSTET

Vor einigen Jahren machten einige europäische Wissenschaftler mit einem Artikel im *American Journal of Medicine* Furore. Darin stellten sie einen Zusammenhang zwischen einem müden Sexleben und Erektionsstörungen her. »Wer rastet, der rostet« – an dieser Mahnung könnte demnach tatsächlich etwas dran sein. (Gilt auch für Frauen.)

Natürlich konterten sofort einige amerikanische Urologen, dass man aus diesem Zusammenhang nicht auf eine Kausalität schließen dürfe. Wieder einmal kann sich die Wissenschaft also nicht einigen. Mag sein, dass du schon lange rastest und etwas eingerostet bist.

Gottlob muss man sich als Absolvent der Universität des Lebens nicht auf die Wissenschaft verlassen. Hier zehn unfehlbare Aufreißsprüche, die ein aktives Sexualleben garantieren:

1. Ruf bitte einen Krankenwagen, denn ich brach mir die Hüfte, als ich dir verfiel.
2. Ich leide an Demenz. Komme ich öfter hierher?
3. Du, ich, Handschellen und ein warmes Malzgetränk. Interessiert?
4. Willst du deine Fußsohlen in den Seitenspiegeln meines Elektromobils sehen?
5. Ist es heiß hier drin oder krieg ich wieder einen Schlaganfall?
6. Kannst du meine Schwielen sehen? Denn du hast mich gerade aus den Socken gehauen.
7. Es grenzt an ein Wunder, dass du dir nicht die Hüfte brachst, als du vom Himmel fielst.
8. Suchst du nach einer sexuellen Erfahrung, die so intensiv ist, dass der Kalk aus deinen Adern bröckelt?
9. Ich küsse Ihre Hand, Madame, meine gnädige Wohltäterin. Beim Anblick Ihrer Schönheit schrumpft meine vergrößerte Prostata.
10. Deine Schönheit ist wirklich atemberaubend. Ich bekomme noch viel schlechter Luft als sonst.

KAPITEL 7

Häusliche Behaglichkeit

WARUM LEBEN JUNGE LEUTE ZUR UNTERMIETE?

Aus offenkundigen Gründen: Ein untergemietetes Zimmer ist einem Leben unter der Brücke definitiv vorzuziehen. Und warum ist jungen Leuten kein besseres Los beschieden? Weil du und deine Freunde in den Siebzigern euer Geld mit vollen Händen rausgeworfen habt, für Schlaghosen, Brusthaarverlängerungen, Stirnbänder und Hemden mit Riesenkragen. So konntet ihr keinen müden Cent für eure Kinder zurücklegen

Wer je eine Wissenschaftssendung über unser Weltall gesehen hat, verliert jeden Glauben an die Sinnhaftigkeit der menschlichen Existenz. Das Universum besteht seit 13,7 Milliarden Jahren, unser Sonnensystem braucht 250 Millionen Jahre, um einmal die Milchstraße zu umrunden. Was bedeutet: Seit der Mensch existiert, haben wir weniger als ein Zehntelprozent dieses Kreises zurückgelegt. Da liegt es nahe, sich in hirnlosen Hedonismus zu flüchten – nur hast du es derart übertrieben, dass deine Nachkommen sich diesen Luxus nicht mehr erlauben können.

Ist dir aufgefallen, dass die Namen vieler Apfelsorten klingen wie Badezusätze: Black Amish, Buckingham, Kalvill, Sabaros, Sabine des Flamands, Abondance, Airlie Red Flesh, Madame Hayez und so weiter? Ja? Dann hast du offenbar jede Menge Freizeit, du Glückspilz. Davon können andere nur träumen!

Bisher haben wir in diesem Buch gern über junge Leute geschimpft, aber jetzt sollten wir mal nachsichtig mit ihnen sein und uns klarmachen, wie schwer sie es haben – weil die Weltwirtschaft den Bach runterging und du tatenlos zugesehen hast. Worauf du sicher erwidern möchtest: »Ist doch nicht meine Schuld, dass ich nie gelernt habe, Verantwortung zu übernehmen.«

Was isst du lieber zum Frühstück: Marmelade oder Honig? Hmm, knifflige Frage. Offenkundig spricht einiges für beide Alternativen. Was ist besser, die analeptische Gewissheit fruchtiger Konsistenz oder der samtene Schmelz eines klebrigen Gaumens? Zu einer Wahl gezwungen, würdest du dich vielleicht für eines entscheiden, aber hoffen wir mal, dass du nie vor diesem Dilemma stehen wirst. Während du dich mit solch komplexen Pensionärsfragen herumschlägst, kämpft der Rest der Welt allerdings mit drängenderen Problemen.

Die reichen Marktwirtschaften des Westens haben endlich das Joch deiner Modefehltritte abgeworfen, trotzdem bezahlt die jüngere Generation noch immer für deinen krassen Egotrip.

Bei deinem Einstieg ins Berufsleben entsprachen die typischen Raten für einen Hypothekenkredit etwa dem Preis einer Tiefkühlpizza. Heute müssten deine Kinder schon ein sechsstelliges Jahresgehalt bekommen, um sich nur eine Bude wie ihr Elternhaus leisten zu können.

Das Wissen, dass sie zur Miete leben werden, bis die Eltern sterben, belastet junge Leute ungemein. Denk immer daran, dass dein Tod ihnen den Weg zum Eigenheim freimacht.

Da eine Eigentumswohnung ihre finanziellen Möglichkeiten weit übersteigt, müssen junge Leute zur Untermiete leben – oder in einer WG mit fünf anderen Menschen, mit denen sie nichts gemein haben außer dem brennenden Wunsch, endlich in ein eigenes Heim zu ziehen.

PAUSE VOM WAHNSINN

In jeder Fünfer-WG gibt es einen Knallkopf, der allen anderen das Leben zur Hölle macht. Wenn du das nächste Mal erwartest, dass ein junger Mensch im Bus für dich aufsteht, dann halte ihm bitte zugute, unter welch erbärmlichen Umständen er höchstwahrscheinlich lebt. Vielleicht betrachtet er die tägliche Pendelei als die einzige Pause vom Wahnsinn zu Hause und im Beruf.

Einrichtungstipps

FÜR PENSIONÄRE

Um deine Pensionärsbude zu pimpen, brauchst du nur ein paar Klassiker, und schon schwimmst du einrichtungsmäßig im Mainstream. Glühbirnen gehören unbedingt dazu.

Du hortest noch echte Glühbirnen, stimmt's? Im Keller lagern noch ein paar Dutzend 100-Watt-Energiefresser und sogar ein paar Neonröhren, sodass du auch weiter den ganzen Tag die Vorhänge zugezogen lassen kannst und dir trotzdem mit gleißend heller Beleuchtung die Netzhaut verbrennst. Außerdem brauchst du noch Folgendes:

1. Teppiche mit auffälligen geometrischen Mustern und intensiven Rot-, Orange- und Brauntönen, die auch in einem Konferenzzentrum der Sowjetära nicht fehl am Platz gewesen wären.

2. Eine Sofagarnitur mit grau-rosa Blümchenmuster und waschbarem Überzug, der aber nie gewaschen wurde. Mit ihrer durchhängenden Wuchtigkeit beherrscht sie den Raum wie ein deprimierter Zirkuselefant.

3. Sperrige Röhrenradios, Plattenspieler oder Musikinstrumente (zum Beispiel Pianolas), die nutzlos herumstehen, seit den Sechzigern nicht mehr funktionieren, aber dennoch die Einrichtung dominieren. Hauptsächlich dienen sie als Stellfläche für 30 von 700 verschieden gerahmten

Familienfotos, die bei dir zu Hause alle Wände und Oberflächen zieren, die nicht schon von billigen Keramikfiguren, unförmigen Töpferwaren (von den mittlerweile erwachsenen Kindern gefertigt) und Deckchen belegt sind.

4. Vergilbende Spitzen- und Häkeldeckchen gehören unter Vasen, auf die Rückenlehnen von Sofas, auf Tischplatten und sonst überallhin, wo sie ein heimeliges Gefühl von Muffigkeit verbreiten sollen.

5. Erlesenen Rentnerstil verleihst du deinem Heim mit einem Büschel Pampasgras in einer Ecke, in der sich seit 30 Jahren Staub sammelt.

6. Im Bad solltest du Reserve-Toilettenpapierrollen den gebotenen Respekt erweisen, indem du sie in eine gestrickte Hülle aus rosa und weißer Wolle steckst.

7. Tapetenbordüren dürfen auf Hüfthöhe oder an der Kante zwischen Wänden und Decke verlaufen, doch sie müssen ein burgunderfarbenes und pastell- oder flaschengrünes Blumenmuster aufweisen.

Sobald du deinen Seniorenstil gefunden hast, musst du nur noch die Heizung aufdrehen, um für Behaglichkeit zu sorgen, wenn jüngere Verwandte zu Besuch kommen. Schließe Fenster, Jalousien und Vorhänge – es darf absolut keine Frischluft hereingelangen. Die stickige trockene Hitze wird die jungen Leute erschauern und schnell das Weite suchen lassen. Sobald die Gäste weg sind, stellst du die Heizung wieder ab und reibst dir den Körper mit Tigerbalm ein, um warm zu bleiben.

Du solltest aus einem
EINFACHEN GRUND
nett zu deinen Kindern sein:

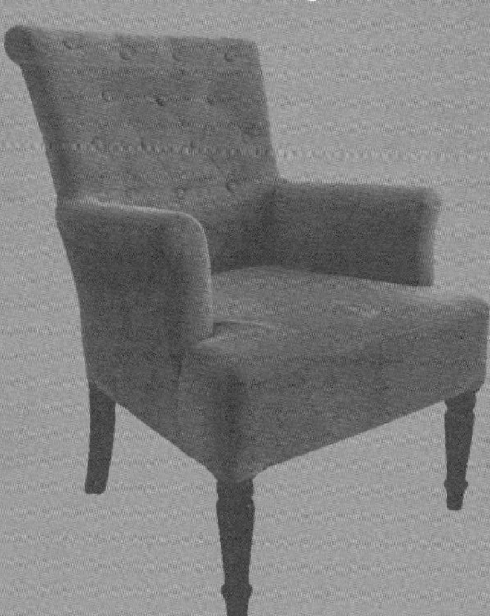

SIE SUCHEN DEIN ALTERSHEIM AUS!

Sicherheitstipps

FÜR DEN HAUSHALT

Die größten vermeidbaren Risiken für Senioren lauern im eigenen Heim: versehentlich verschluckte Reinigungsmittel, Wohnungsbrände und so weiter. Wobei das nicht heißen soll, dass das Verschlucken von Reinigungsmitteln an sich zu den größten Alltagsrisiken gehört. Es handelt sich nur um ein Beispiel. Ein weiteres wären Stürze über den Staubsaugerschlauch. Manche Risiken lassen sich leicht vermeiden, deshalb spielt Prävention eine große Rolle.

Zum wichtigen Thema Stürze gleich mehr; zunächst alle weiteren Tipps für mehr Sicherheit im Haushalt:

1. Brennbare Gegenstände gehören nicht in die Nähe des Herds, wie etwa Ofenhandschuhe, Holzkochlöffel, Plastikverpackungen, Streichhölzer oder Geschirrtücher. Auf Nummer sicher gehst du, wenn du die Spüle mit kaltem Wasser füllst und alles Brennbare dort hineinwirfst.

2. Lass nie etwas unbeaufsichtigt auf dem Herd stehen. Brandgefährlich! Nimm also die Pfanne mit heißem Fett mit, wenn du die Küche verlässt. So behältst du sie immer im Auge.

3. Anaphylaktische Schocks vermeidest du, indem du keine Schalter berührst, solange deine Hände oder Kleidung voller Erdnussbutter sind.

4. Lauf nicht mit einer Schere in der Hand herum. Wenn die Schere schnell irgendwohin muss, wirf sie!

5. Verkleckerte Flüssigkeiten sofort aufwischen. Wiederholt sich das Problem, brauchst du Inkontinenzwindeln.

6. Fische feststeckendes Brot nicht mit Metallgegenständen aus dem Toaster. Nimm lieber eine Saugglocke. Das ist zwar weniger hygienisch, dafür kriegst du keinen Stromschlag.

7. Alternativ kannst du den Toaster auch ausstecken und dann mit dem Brotmesser darin herumstochern.

8. Überprüfe deine Steckdosen regelmäßig. Fühlen sie sich heiß an oder weisen sie Schmorspuren auf, reib sie mit einem Eiswürfel ab oder reinige sie mit einem feuchten Tuch.

9. Überlaste deine Steckdosen nicht, indem du zu viele Verbraucher dranhängst. Wenn du nicht genug Steckdosen hast, zieh um!

10. Halte mindestens einen Meter Abstand von elektrischen Heizgeräten, damit du nicht versehentlich in Brand gerätst oder einschläfst und dich verbrennst. Willst du doch näher dran sitzen, dann zieh sicherheitshalber all deine Klamotten aus und trink einen Liter Red Bull.

11. Schalte nachts alle Elektrogeräte ganz aus, die du nicht benötigst. So sparst du Strom und verringerst das Brandrisiko. Nicht vergessen: Fernseher, Kühlschrank, Rauchmelder.

12. Überprüfe regelmäßig die Funktionstüchtigkeit von Rauchmeldern, indem du ein Feuerchen darunter entzündest (etwa mit einem benzingetränkten Lappen).

13. Überprüfe die Netzkabel, bevor du Elektrogeräte benutzt. Abgewetzte oder beschädigte Isolierungen lassen sich mit Tigerbalm notdürftig abdichten.

14. Sollte in deiner Gegend Fracking angewendet werden, darfst du Feuer nicht mit Leitungswasser löschen – dein Leitungswasser ist jetzt brennbar.

15. Viele örtliche Feuerwehren bieten Brandschutzchecks an. Am schnellsten kommen sie, wenn du dein Haus anzündest.

16. Vermeide, dass sich Fett und Öl zu sehr ansammeln, insbesondere in den Häkeldeckchen auf deiner Couch, denn diese Substanzen fangen leicht Feuer.

17. Ruf jedes Mal deinen Arzt, wenn du Schwierigkeiten hast, aus der Badewanne zu kommen.

18. Erstelle einen Fluchtplan und übe regelmäßig Notevakuierungen, um unangekündigten Besuchen nervender Freunde und Verwandter zu entkommen.

19. Sehr dicke Senioren sollten sicherheitshalber ein Geländer im Kühlschrank installieren.

20. Riecht es ohne offenkundige Ursache nach Feuer, ruf einen Hellseher oder einen Teufelsaustreiber.

Pimp deinen Treppenlift:

DIE TOLLSTEN TECHNIKSPIELEREIEN

Auch wenn du Technik skeptisch gegenübersteht, gibt es doch einen Haufen clevere Geräte, die Senioren das Leben und die Kommunikation erleichtern.

1. FERNSEH-TRACKER

Dieses kleine Gerät, das man hinten an den Decoder anschließt, kennt Zeit und Sender für jede Vormittags-Quizshow, jede dämliche Krankenhausserie und jede Kunst-oder-Krempel-Sendung der nächsten 14 Tage. Dank diesem Gerät verpasst du nie wieder eine Lieblingssendung – außerdem registriert es, wenn du nicht mehr herumzappst, und alarmiert selbsttätig die Rettungskräfte.

2. PILLENTABLETT FÜR SÜSSIGKEITEN

Ältere Menschen lieben Süßigkeiten, weil ihre Geschmacksknospen im Eimer sind, vergessen aber manchmal, sich übermäßig Kekse, Minzbonbons, Zitronenbrause, Lakritze und andere seltsame, nach Achselschweiß schmeckende Seniorensüßigkeiten einzuwerfen. Dank den 48 kleinen Fächern des

Süßigkeiten-Pillentabletts behältst du deinen Zuckerkonsum immer im Blick und kannst deinen Stoffwechsel zuverlässig weiter Richtung Altersdiabetes treiben.

3. SENIOREN-SIRENE

Dieses clevere Kästchen erleichtert dir daheim und unterwegs den Umgang mit anderen Menschen. Sobald du den Blues kommen spürst – vielleicht weil dir aufgeht, wie wenig du aus deinem Leben gemacht hast –, drückst du den großen roten Knopf und die Senioren-Sirene heult fünf Sekunden lang mit 121 dB(A), verkündet dein Alter und klatscht elektronisch, um alle Anwesenden ebenfalls zu Applaus zu ermuntern. Jetzt sonnst du dich in deiner Leistung, so lange ein- und ausgeatmet zu haben.

4. SUBARU-TUNINGKIT FÜR DEN TREPPENLIFT

Hast du es satt, dir den Hintern platt zu sitzen, während dein Treppenlift langsamer als eine Bande Faultiere die Stufen hochkriecht? Das Subaru-Tuningkit umfasst Krümmer, Turbolader, Saugrohr, Downpipe, Kraftstoff-Management-Einheit, Ladeluftkühler und Überdruckventil. Du wirst so begeistert sein, wie schnell dein Treppenlift nach oben schießt, dass du gleich noch deine Zahnbürste und deinen Teekessel pimpst.

Besser horten

ALS RECYCELN!

Fall nicht auf den Recyclingschwindel herein! Mühselig trennen wir unseren Müll in Papier, Metall, Glas, Karton und Plastik, schleppen alles zum Container, und irgendwann kommt der Mülllaster, nimmt alles mit und kippt es auf die Halde, weil sich Recycling nicht lohnt. Oder das Zeug kommt ins Heizkraftwerk, wo es noch üblere Abgase erzeugt als Kohle.

Sicher kennst du die Fabel von der Ameise und der Grille. Die Grille faulenzt den ganzen Sommer, spielt Geige und pfeift scharfen Zikaden nach, während die Ameise rund um die Uhr schuftet, um Nahrungsvorräte für den Winter zu sammeln. Als der Winter schließlich kommt, leidet die Ameise unter Burn-out, während die Grille einen Vertrag bei einem großen Plattenlabel unterschreibt. Glücklicherweise ist das nur eine Fabel. In Wirklichkeit ist Horten das einzig Wahre.

Bist du eine Ameise oder eine Grille? Hier fünf Anzeichen, die auf eine gewisse Neigung zum Horten schließen lassen. Danach folgt ein Test, der dir verrät, ob du tatsächlich zur Packratte geworden bist.

1. Im Restaurant brauchst du ewig, um dich zu entscheiden – so viele Gerichte auf der Speisekarte, so viele köstliche Möglichkeiten. Offenbar mangelt es dir an Entschlusskraft, und weil du dich nicht aufraffen kannst, Dinge wegzuwerfen, behältst du sie einfach. Im Grunde hast du ein Infor-

mationsverarbeitungsproblem: Du tust dich schwer damit, zwischen unwichtig und wichtig zu unterscheiden.

2. Die ersten Weichen werden schon in den frühen Teenagerjahren gestellt. Erstaunlicherweise macht der Umstand, dass du mal etwas gesammelt hast – Stofftiere, Fingerhüte, Zuckerpäckchen – es unwahrscheinlicher, dass du später mal zum Messie wirst. Packratten behalten merkwürdiges Zeug, das zu nichts mehr nütze ist, etwa leere Nutella-Gläser oder die Ringe von Getränkedosen, und verwahren es unter ihrem Bett.

3. Du verbindest Gegenstände mit Erlebnissen. Fast alle deine Dinge sind mit zahllosen Erinnerungen verknüpft, weshalb es dir schwerfällt, sie wegzuwerfen.

4. Verschwendung ist dir ein Gräuel. Aus Schuldgefühl glaubst du dich verpflichtet, Dinge weiterverwenden zu müssen.

5. Du bist Perfektionist. Das klingt zunächst verrückt. Doch du setzt in Sachen häusliche Sauberkeit unerreichbar hohe Standards. Dann weißt du gar nicht mehr, wo du mit dem Putzen anfangen sollst, und bleibst wie gelähmt sitzen, während sich der Müll auftürmt.

MÜLL TÜRMT SICH

DER MESSIE-TEST

Dieser Test verrät dir endgültig, ob du zu viele Dinge hortest.

---

1. Schau aus dem Fenster. Was siehst du als Erstes?

a. ______________________________

b. Ich kann das Fenster nicht sehen, geschweige denn hinausschauen.

Ergebnis

a. Du bist kein Messie.

b. Du bist ein Messie.

Das war einfach, oder? Fühlst du dich schuldig, weil du B ankreuzen musstest? Kein Problem, mach einfach Folgendes:

BEFREIE DICH VON SCHULDGEFÜHLEN

Recycling ist der zweitgrößte Schwindel des letzten Jahrzehnts, knapp hinter der angeblichen Erderwärmung. Ja, du hast richtig gehört – all die Fotos von Eisbären, die sich auf letzten Eisschollen drängen –, das sieht man jedes Jahr, wenn im nördlichen Sommer das Eis zurückgeht.

Alte Menschen umgeben sich gern mit Erinnerungsstücken, sie suhlen sich in Nostalgie. Jeder einzelne Gegenstand hilft deinem Gedächtnis auf die Sprünge – zum Beispiel die zehn Trainingshosen, die du mal im Ausverkauf erworben hast, mit dem Vorsatz, so weit abzunehmen, dass du auch hineinpasst; der Kronleuchter, der sich im Wohnzimmer toll machen wird, sobald du die Zimmerdecke verstärken hast lassen; die Verpackung des Fertiggerichts, das du letzten August verzehrt hast.

Natürlich stellt all der Krempel ein Brandrisiko dar – nicht nur, dass er Feuer fangen könnte, er verstellt dir auch den Fluchtweg –, dafür verringert sich dein Risiko zu stürzen und dir die Hüfte zu brechen, auf null. Außerdem hält es dich fit, ständig über Müllberge zu turnen: Du streckst dich, windest dich, gräbst, hebst und schiebst – lauter Bewegungen, die deine Altersgenossen üblicherweise nicht mehr machen. So bleibst du geschmeidig und fit. Ist dir schon mal aufgefallen, dass die Messies auf RTL II nie dick sind, sondern durchwegs drahtig? Sie halten sich fit, indem sie graben, klettern und auf einer Herdplatte kochen.

Außerdem bist du nicht allein. In den westlichen Industrieländern kaufen wir alle schneller elektronische Geräte, als wir unsere alten recyceln können. Eine von Staples in Auftrag gegebene Studie mit dem Titel »Technik-Recyclinggewohnheiten der Amerikaner« ergab, dass 74 Prozent aller Amerikaner mehr als einen Fernseher und 38 Prozent mehr als ein Smartphone besaßen, und weniger als 10 Prozent ihre Altgeräte zum Recycling gebracht hatten. Fühl dich also nicht weiter schuldig, wenn du Zeug aufbewahrst, das man in Zukunft bestimmt noch mal verwenden kann. Das machen alle!

KAPITEL 8

Unterwegs

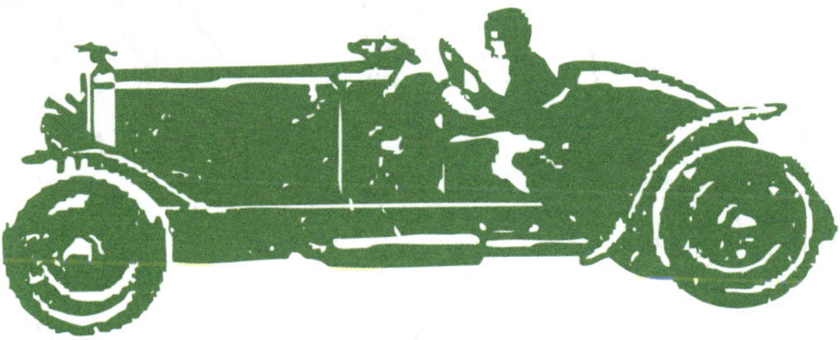

STRASSENVERKEHRSORDNUNG FÜR OLDIES

Heutzutage wissen junge Leute nicht mal mehr, dass sie geboren wurden. Sie können keinen Rechenschieber benutzen, Jive tanzen oder Spitfires fliegen, und sie glauben, Madonna hätte den kegelförmigen BH erfunden. Dennoch drängt die Gesellschaft uns Oldies in ihrem immer schlimmer werdenden Schönheits- und Jugendwahn zunehmend an den Rand.

Höchste Zeit, dass wir wieder auf uns aufmerksam machen! Sitzen wir nicht länger daheim herum, wo wir doch nur langweilige Oldie-Sachen machen: Siesta halten, Prospekte von Altersheimen lesen und *Ruck Zuck* glotzen. Draußen ist es viel wärmer und die Heizkosten kennen sowieso nur eine Richtung, also geh raus auf die Hauptstraße und mach ein bisschen Wind!

Oldies werden oft übersehen oder ignoriert. Folgende Tipps sichern dir eine gewisse Aufmerksamkeit:

1. Die Welt muss langsamer werden und deine Mission ist es, einen Beitrag dazu zu leisten:

    - Fahr ausschließlich im Schritttempo.
    - Lauf so langsam, dass die Menschen auf dem Fußweg hinter dir einen Stau bilden.
    - Bleib unvermittelt stehen.
    - Remple einen jungen Menschen an und sag ihm, dass er gefälligst seine Hose hochziehen und sein Smartphone wegstecken soll.
    - Schlurfe langsam über den Zebrastreifen, wenn die Ampel gerade auf Rot geschaltet hat.

2. Geh immer am Samstag einkaufen, auch wenn du die ganze Woche Zeit dafür hättest. Die jungen Leute MÜSSEN am Samstag einkaufen – eine perfekte Gelegenheit, ihnen in die Quere zu kommen.

    - Unterhalte dich lautstark mit Bekannten und blockiere dabei den ganzen Gang im Supermarkt.
    - Bitte gestresstes Verkaufspersonal, dir etwas vom anderen Ende des Ladens zu holen und kauf es dann doch nicht.

DU BIST ALT,

wenn

deine

Zähne

öfter

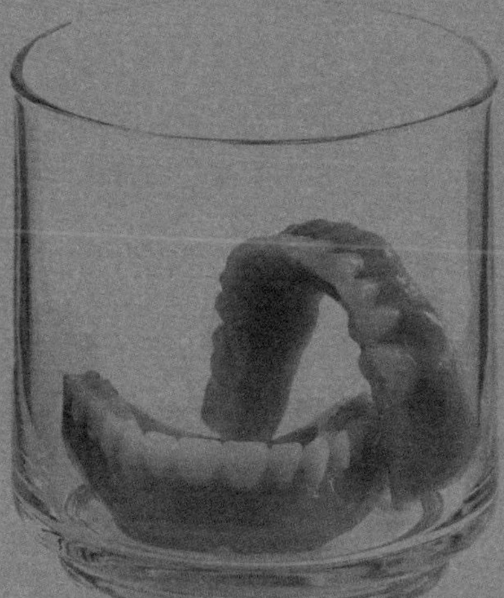

DRAUSSEN
SIND ALS DU.

- Nimm dir an der Kasse unendlich viel Zeit, deinen Wagen auszupacken, in der Tasche nach Gutscheinen zu suchen und nach passendem Kleingeld zu kramen.
- Packe deine Einkäufe in aller Ruhe in deinen Beutel. Wenn etwas nicht passt, pack alles noch mal aus und fang von vorn an.
- Mach dich breit. Behilf dir dabei mit Requisiten wie Wollmänteln, Einkaufstrolleys, Gehstöcken, Gehwägelchen, Elektromobilen, Golf-Regenschirmen und Hündchen.

3. Mach eine Szene, wenn dir etwas nicht passt. Oder, noch besser: Gib dich erschöpft und du bekommst sofort deinen Willen. Fruchtet das nicht, lass dich fallen.

4. Auf die Frage »Wie geht's?« antwortest du mit einer ausführlichen Aufzählung deiner anstehenden Arzttermine, deiner Medikamente und deiner nächtlichen Toilettenbesuche. Mit diesem Doppelwhopper stiehlst du jungen Leuten nicht nur ihre Zeit, du jagst ihnen außerdem mächtig Angst vor dem Altern ein.

5. Sprich unvermittelt Fremde an, streite dich über Themen, von denen du keinen blassen Schimmer hast und betone ständig, wie viel besser früher alles war. »Als ich in deinem Alter war, …«

   - gab es keinen Weltmarkt. Alles, was wir brauchten, kauften wir im Laden an der Ecke.

- schickten wir Männer auf den Mond – mit weniger Rechenleistung, als es heute ein Smartphone hat.

- gab es keine Taschenrechner. Wir zählten an den Fingern ab. Für Subtraktionen ließen wir uns die Finger amputieren.

- gab es keine Teppichfliesen. Wir mussten große Teppiche kaufen und eigenhändig in Quadrate schneiden.

- bekamen wir kein posttraumatisches Stresssyndrom. Katastrophen verarbeiteten wir, indem wir Radio hörten und literweise Tee tranken.

6. Verlange in Restaurants immer Dinge, die nicht auf der Speisekarte stehen, wie etwa Spargel und Wiener Schnitzel. Am besten funktioniert diese Methode in Burger-Buden, wo 16-jährige Mindestlohnempfänger keinen Schimmer von Frühgemüse und österreichischen Spezialitäten haben. Rufen sie ihren Chef, schlurfst du laut murrend davon und brüllst: »Ich habe drei Busse genommen, um hierherzukommen, und jetzt habt ihr keine Jerusalem-Artischocke/Kutteln/Kalbsnieren, verdammt! Warum denn nicht?

7. Nimm in öffentlichen Verkehrsmitteln keinen für dich reservierten Sitzplatz. Bleib stehen und mach allen ein schlechtes Gewissen, weil sie dir keinen Platz anbieten. Willst du sie extra quälen, täuschst du Atemnot vor, zitterst oder spielst den Blinden.

8. Schwimmbäder bieten eine herrliche Bühne. Plansche gemütlich herum, während alle anderen schnell in ihrer Mittagspause einen Kilometer schwimmen, weil sie sich vor dem Altwerden fürchten. Steh ihnen im Weg, bring sie aus dem Rhythmus und gratuliere dir, dass du auch mit einem Minimum an Sport alt geworden bist. Du hast den Hauptgewinn in der Lotterie des Lebens gezogen, während diese armen Trottel 50 Bahnen absolvieren müssen, bevor sie wieder zu ihren Herzinfarkt fördernden Jobs zurückkehren.

ANGST VOR DEM ALTERN

9. Denk dir Fakten aus. Junge Menschen sind zwanghafte Rechthaber. Höchste Zeit, dass sie auf die harte Tour erfahren, wie viel sie noch lernen müssen.

   - Menschen sterben häufiger bei Unfällen mit Blattkäfern als mit jeder anderen Insektenart.
   - Menschen mit großen Köpfen werden mit zehn Mal größerer Wahrscheinlichkeit ausgeraubt als Menschen mit kleineren Köpfen.
   - Die bescheuerte Mode, seine Hose auf Halbmast zu tragen wie Justin Bieber, kommt ursprünglich aus Gefängnissen, wo Insassen auf diese Weise ihre sexuelle Verfügbarkeit signalisierten.
   - Frauen sind zwölf Mal so radioaktiv wie Männer.

10. Vor allem aber lass dich gehen und sei ganz du selbst. Du musstest dir mehr als 60 Jahre lang Dinge gefallen lassen, und jetzt wird es höchste Zeit, allen zu zeigen, dass du dir nichts mehr gefallen lässt!

Ich bin doch nicht taub!

(NA JA, EIGENTLICH SCHON.)

Vorgeschobene Schwerhörigkeit ist deine Chance, mühsamen oder langweiligen Verpflichtungen zu entkommen. Außerdem lässt sich damit jede Menge Schabernack treiben. Bitte zum Beispiel die neue Freundin deines Sohnes, langsam zu reden, weil deine Frau schwerhörig ist – und flüstere deiner Frau zu, dass eure zukünftige Schwiegertochter offenbar leider etwas bekloppt ist. Dann lehn dich zurück und genieß die Show.

Umgekehrt nervt es echt, wenn sich jemand runterbeugt und dir ins Ohr brüllt, als wärst du taub und senil. Was denken sich diese Hirnis? Halten sie etwa alle Senioren für Volltrottel? Folgende Methoden helfen gegen herablassende Youngster:

1. Stell dich taub, sodass sie sich immer weiter zu dir runterbeugen. Und dann, wenn ihr Gesicht nur noch Zentimeter von deinem entfernt ist, leckst du ihnen die Nasenspitze und tust so, als wäre es nur ein Parkinson-Zucken gewesen.

2. Sollte jemand dich mit »mein Lieber«, »Schätzchen« oder »junger Mann«/»junge Dame« titulieren, dich unaufgefordert duzen oder ganz langsam mit dir sprechen, äffst du ihn bei deiner Antwort einfach nach. So zeigst du ihm schnell, dass er dich unterschätzt hat.

3. Schlimm sind auch die Typen, die über deinen Kopf hinwegreden, obwohl es um dich geht. Ein Beispiel: Im Krankenhaus wendet sich der Arzt ausschließlich an deine Tochter, obwohl du der Kranke bist. In diesem Fall solltest du dem Arzt zuflüstern, dass deine Tochter geistig behindert ist und du sie nur mitgebracht hast, weil du sie nicht allein zu Hause lassen wolltest.

4. Nervig sind auch Ärzte und Schwestern, die in Babysprache reden: »So, und jetzt schieben wir unseren Ärmel hoch, ja?« In solchen Situationen antwortest du am besten mit: »Nur wenn ich einen Sticker bekomme!« Schaut der Arzt dann verblüfft, sagst du ihm: »Wenn Sie mich behandeln wie ein Kind, benehme ich mich auch so.«

5. Sprüche wie »Das solltest du aber in deinem Alter nicht mehr tun« konterst du am besten mit: »Wenn ich nicht meinen Baseballschläger im Auto vergessen hätte, würdest du jetzt einen Monat lang durch den Strohhalm essen.«

Wie man sich ÜBER ABSOLUT ALLES BESCHWERT

Studien belegen, dass es alten Leuten so gut geht wie nie zuvor. Selbst während der Finanzkrise sind Renten und Pensionen gestiegen; mittlerweile hat keine Altersgruppe ein geringeres Armutsrisiko als Menschen über 60.

Umso wichtiger ist, dass wir motzen und maulen, sonst merkt noch jemand, wie gut es uns geht – und dann werden Renten gekürzt, Heizkostenzuschüsse gestrichen oder zusätzliche Babysitterdienste eingefordert.

Manche Oldies finden noch in jeder Suppe ein Haar. Aber vielleicht gibt es ja eine gute Erklärung für ihre schlechte Laune? Vielleicht leiden sie große Schmerzen oder schlucken derart viele miteinander unverträgliche Pillen, dass sie überhaupt nicht mehr wissen, was für Leute sie waren, bevor sie Melkkühe der Pharmaindustrie wurden. Meistens aber lässt sich die schlechte Laune alter Leute kaum erklären. Trotzdem: Als Senior hast du das Recht zu maulen. Folgende Möglichkeiten hast du, dich in die richtige Stimmung zu versetzen:

1. MEDITIERE ODER MACH YOGA

Was könnte nerviger sein, als dem Rasseln des eigenen Atems zu lauschen, dem Knistern in den Lungen wie von leeren Chipstüten? Probier mal den Sonnengruß oder nur, deine Zehen zu berühren, und dir wird schmerzlich bewusst, wie gelenkig du mal warst und wie steif das Altern dich macht. In dir steckt all die Weisheit der Welt – doch du hast leider nicht mehr den Körper, um damit etwas anzufangen.

2. SCHAU DIR X FACTOR AN

Die nervigen Promigäste, die getürkten Abstimmungen und die Horden austauschbarer Möchtegernstars, die alle »nur Musik machen wollen«, sorgen zuverlässig dafür, dass du spätestens nach fünf Minuten deinen Fernseher fluchend mit Krautsalat bewirfst.

3. SCHAU DIR EINE SHAMPOO-WERBUNG AN

Als alter Mann siehst du einen Haufen wunderschöner Frauen mit seidigem Haar, die du nie wieder haben wirst. Als Frau siehst du Mähnen seidiger Haare, die du nie wieder haben wirst. Dein Sexleben ist wie deine Frisur: stumpf und leblos.

4. MACH EIN SUDOKU

Geh mühsam alle möglichen Zahlenkombinationen durch und halte dir dabei immer vor Augen, dass es für diese hirnerweichend blöde Übung keinerlei Mathekenntnisse braucht, keinen Verstand und noch nicht einmal Glück. Ein Affe könnte den ewiggleichen Eliminationsprozess auch durchführen.

9. KAPITEL

Gesundheit und Fitness

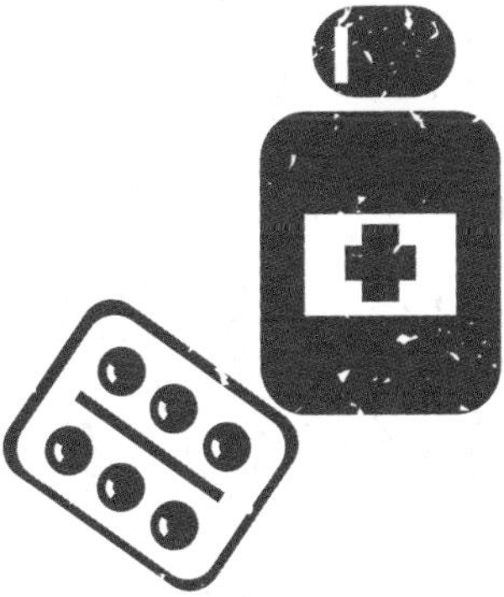

SCHMERZ, LEID UND KÖRPERLICHE BESCHWERDEN

Schmerzen sind das Schlimmste am Altwerden – neben Haarausfall beziehungsweise Haarwuchs an den falschen Stellen, Schlaflosigkeit, Müdigkeit, Gedächtnisverlust, Falten, Furchen, Tränensäcken, emotionalen Altlasten und brennender Reue, so vieles nicht gemacht zu haben oder geworden zu sein. Schmerz, Leid und körperliche Beschwerden erinnern uns täglich an unser Alter.

Zum Glück sind wir nicht allein: Senioren sind die am schnellsten wachsende Altersgruppe weltweit (übrigens eine tickende Zeitbombe für das Gesundheitssystem). Außerdem gibt es mehrere gewitzte Methoden, körperliche Gebrechen zu lindern und zu teilen.

1. Mach dir bewusst, dass es anderen noch viel schlechter geht als dir. Bevor du das nächste Mal über deine Zipperlein klagst, solltest du mal kurz an Victoria Beckham denken, die sich vor einigen Jahren mit ihren hochhackigen Schuhen die Zehen derart ruinierte, dass sie eine Zeit lang mit flachen Sohlen herumlaufen musste. Wahrscheinlich musste sie sich fast zu Tode hungern, bis ihre Beine auch in flachen Schuhen schlank wirkten. Was sind deine Wehwehchen schon im Vergleich dazu?

2. Halte dir außerdem vor Augen, dass in Wirklichkeit Ameisen den Planeten beherrschen. Sie bringen mehr Biomasse zusammen als wir Menschen, ihre Spezies ist Millionen Jahre älter als unsere, und sie werden noch über die Erde wuseln, wenn sich die Menschheit längst ausgerottet hat. Mit anderen Worten: Komm runter, du bist nichts Besonderes.

3. Viele Oldies verschweigen ihrem Arzt, wo es sie zwickt, weil sie fürchten, er könnte Krebs im Endstadium diagnostizieren. Was ist denn das für eine miesepetrige Einstellung? Vielleicht lassen sich deine Symptome auch ganz anders erklären – etwa mit einer seltenen Viruserkrankung, einer Infektion mit multiresistenten Bakterien oder einer bisher nicht diagnostizierten tödlichen Erbkrankheit.

4. Viele Oldies erwähnen ihre Schmerzen nicht weiter, weil sie sie fälschlicherweise für normale Alterserscheinungen halten. Wenn du das nächste Mal Koordinationsschwierigkeiten hast, etwa beim Anziehen, Kochen oder Treppensteigen, lass einfach mal eine Woche lang probeweise den Alkohol

weg. Womöglich verschwinden die Symptome ja schlagartig.

5. Hör auf, deine Wehwehchen zu verschweigen – rede darüber! Erzähl bei jeder Gelegenheit von deinen Schmerzen und deinen privaten Problemen, egal ob dein Gegenüber davon hören will oder nicht.

6. Sorgen und Ängste verstärken Schmerzen nur noch. Wie du jetzt weißt, sind viele deiner Schmerzen gar keine natürlichen Alterserscheinungen. Wenn aber doch? Dann mach dir keine Sorgen, denn die machen alles nur noch schlimmer. Arthritis ist bei Menschen über 65 die häufigste Ursache für Schmerzen, aber auch Gürtelrosen, Durchblutungsstörungen, Darmerkrankungen und Krebs sind in deiner Alterskohorte weit verbreitet. Entspann dich also.

7. Leidest du unter einer trockenen Kehle und hustest quallengroße Schleimklumpen? Ist bei dir alles dick von Staub bedeckt? Liegen Fernseher, Laptop und Enkel unter einer dicken Staubschicht? Dann gib endlich das Rauchen auf oder öffne ein Fenster. Himmel, was erwartest du denn?

8. Hast du schmerzende Rippen, eine blutige Nase, Kopf- und Nackenschmerzen, Beklemmungen in der Brust und schmerzende Beine? Ha! Dann schnall dich das nächste Mal an und schau, wo du hinfährst, du Dummchen. Wie alt bist du eigentlich? Jugendliche zwischen 16 und 25 sind statistisch die größten Gurtmuffel. Welche Ausrede hast du?

9. Du liegst auf dem Rücken, alles fühlt sich klamm an, deine Brust bebt und du verlierst immer mal wieder das Bewusstsein? Dann hättest du über die letzten Jahrzehnte nicht so viele Schinkensandwiches essen sollen. Oder du steigst endlich aus der Badewanne, du Faulpelz!

Stürze

UND WIE MAN SIE VERMEIDET

Unzählige Oldies landen nach häuslichen Stürzen in der Notaufnahme. Ungefähr ein Drittel der älteren Menschen stürzt mindestens einmal pro Jahr oder sogar öfter. So gestaltest du dein Heim und dein Leben sturzsicher:

1. Sechs von zehn Stürzen ereignen sich in den eigenen vier Wänden. Geh also öfter raus!

2. Statistisch gesehen stürzen ältere Damen deutlich öfter als alte Männer. Nach eingehender Analyse fanden Soziologen schließlich die Ursache: klobige Oma-Handtaschen. Lasst sie zu Hause, Ladies! Nehmt zum Einkaufen nur eure Bankkarte mit. Kein Wunder, dass ihr mit zehn Kilo unnützem Ballast aus den Siebzigern in der Tasche dauernd hinfallt!

3. Räum daheim immer gut auf, lass nichts auf dem Boden herumliegen. Gestürzte Partner etwa stellen ein großes Stolperrisiko dar; ruf daher besser sofort einen Krankenwagen.

4. Verkauf deine Armbanduhr und räum alle anderen Uhren weg. Nur Oldies sorgen sich um solche trivialen Dinge wie Pünktlichkeit. Willst du im Herzen jung und körperlich unversehrt bleiben, dann komm mindestens eine halbe Stunde zu spät zu jedem Termin geschlurft. Wer sich nicht hetzen lässt, stolpert seltener!

5. Die gravierendsten Unfälle ereignen sich in Küchen und auf Treppen. Erwäge also ernsthaft, in einen Bungalow zu ziehen und dir deine Mahlzeiten bringen zu lassen. Wenn du wirklich in einem Haus mit Treppen leben musst, dann schneid dir wenigstens deine verdammten Zehennägel. Kein Wunder, dass du nicht gerade stehen kannst – deine Füße sehen aus wie diese neumodischen Grüffelo-Pantoffeln! Irgendwann verfängt sich eine dieser Krallen bestimmt im Teppich, und dann machst du den Abflug!

6. Trink weniger Tee und Kaffee. Das erspart dir viele Gänge in die Küche – und auf die Toilette.

7. Mach mehr Selfies. Hast du dich je gefragt, warum junge Leute seltener hinfallen? Weil sie jeden Tag stundenlang halbnackt (aber sicher) vor dem Spiegel stehen und sich ihr Smartphone vors Gesicht halten. Zock auch mehr Videospiele und sieh mehr fern. Wer auf seinem Arsch sitzt, fällt nicht hin.

8. Leg rutschfeste Matten in Badewanne und Duschkabine und bade und dusche dann nie mehr!

Anleitung für

ARZTBESUCHE

Arztbesuche sind für ältere Patienten mitunter anstrengend oder peinlich. Niemand möchte seinen Hausarzt nerven, gleichzeitig möchte sich auch niemand mit einem Pfund Tabletten und den üblichen Ermahnungen abspeisen lassen, sich mehr zu bewegen und mehr Grünzeug zu essen. Die meisten Oldies wünschen sich nur, dass man ihnen verständnisvoll zuhört.

SELBST DIE FREUNDLICHSTEN ÄRZTE KÖNNEN EINSCHÜCHTERND SEIN

Wer wäre sich im Sprechzimmer nicht schon mal kritisiert, herablassend behandelt oder geistig minderbemittelt vorgekommen? Dabei ist übergroße Ehrfurcht Ärzten gegenüber gar nicht angebracht: Wusstest du, dass volle 50 Prozent aller Medizinstudenten unterdurchschnittliche Abschlüsse machen? Hilfsweise kannst du dir auch vorstellen, dein Arzt stehe nackt im Supermarkt.

PEINLICHE SYMPTOME

Wenn du nicht mit der Sprache rausrücken willst, versichert dir jeder Arzt, er hätte schon alles gehört, absolut nichts könne ihn mehr schocken. Schreib daraufhin in zittriger Oldie-Handschrift nieder, was dir fehlt. Während der Arzt noch versucht, deine Sauklaue zu entziffern, springst du auf und zündest die Papiere auf seinem Schreibtisch an. Durch nichts mehr zu schocken, was?!

FORDERE EHRLICHKEIT

Leider ersparen Ärzte sehr jungen beziehungsweise sehr alten Patienten gelegentlich schlimme Nachrichten, um sie zu schonen. Solltest du das Gefühl haben, dein Arzt will dich mit einer Halbwahrheit abspeisen, erklärst du ihm, dass du wie ein Erwachsener behandelt werden willst und die Wahrheit verkraften kannst. Fruchtet das nicht, schreist du »Ich hasse dich!«, wirfst dich bäuchlings auf den Boden und brüllst wie am Spieß.

HOL DIR EINEN GEGENWERT

Heutzutage haben Ärzte meist keine Zeit zum Plaudern. Wo bleibt da der so wichtige menschliche Kontakt? Wenn dein Arzt also am Ende der Konsultation schon auf seinem Stuhl herumrutscht und dich zur Tür hinauskomplimentieren will, beginnst du eine 25-minütige Anekdote über den freundlichen alten Arzt aus deiner Heimatstadt, der immer Zeit für alle fand, so nahbar und so angesehen war, ein brillanter Diagnostiker und außerdem noch witzig. Erzähl ausführlich, wie sehr dich die Entwicklung über die letzten 50 Jahre enttäuscht (mit Beispielen, idealerweise ergänzt durch Fotos). Kurz bevor du zum Schluss kommst, berührst du ihn am Arm, lächelst süß, blickst ihm in die Augen und bittest um eine rektale Untersuchung.

Trink niemals Kaffee ZUR MITTAGSZEIT

ER WIRD DICH DEN GANZEN NACHMITTAG WACHHALTEN

Nie wieder

SCHLAFLOS

Es ist nur ein Mythos, dass ältere Menschen weniger Schlaf benötigen. Sie gehen zwar früher ins Bett und stehen früher auf, brauchen durchschnittlich aber wie alle Menschen (außer Babys) sieben bis neun Stunden Schlaf.

Allerdings haben ältere Menschen oft Probleme, nachts einzuschlafen oder durchzuschlafen. Meist gibt es dafür körperliche oder seelische Gründe. Das heißt, dein Körper ist im Eimer oder du hast einen an der Klatsche.

DIE DREI SCHLAFPHASEN

Wissenschaftler haben bei alten Menschen drei Schlafphasen ausgemacht: Die REM-Phase (in der wir träumen), die Tiefschlafphase und die GAK-Phase (Gang aufs Klo, die am wenigsten erholsame Phase der Nacht).

SCHLAFMANGEL

Die Symptome von Schlafmangel ähneln denen des Altwerdens: Müdigkeit, Konzentrationsschwierigkeiten, verkürzte Aufmerksamkeitsspanne, Gedächtnisschwäche, Übellaunigkeit, Antriebslosigkeit, Depression, verzögerte Reflexe und Schusseligkeit. Zweifelst du, was deine Symptome verursacht? Dann schau in den Spiegel oder auf deine Geburtsurkunde.

SCHNARCHEN

Schnarchen ist der Hauptgrund für Schlafstörungen. Fast jeder zweite ältere Mensch ist betroffen. Wobei die Leidtragenden natürlich hauptsächlich Partner, Haustiere oder andere Menschen in unmittelbarer Nähe sind.

RISKANTES VERHALTEN

Übermüdete Menschen treffen übermäßig riskante Entscheidungen (wahrscheinlich weil sie vor lauter Erschöpfung Risiken übersehen). Mach also unausgeschlafen nichts Riskantes oder Gefährliches. Vermeide diffizile Stickarbeiten, teile keine Stricknadeln und lass dich keinesfalls breitschlagen, am Wochenende auf die Enkel aufzupassen!

GESTÖRTER SCHLAFRHYTHMUS

Wahrscheinlich ist dein Schlafzyklus schon total durch den Wind: Tagsüber bist du wie erschlagen, am Nachmittag nickst du ein und nachts liegst du hellwach im Bett. Höchste Zeit, dein Leben komplett umzustellen! Nur wer tagsüber Action hat, schläft nachts. Liegst du abends wach, warst du vorher zu faul. Du hast nichts Interessantes getan, sondern nur vor dich hin vegetiert. Steh endlich auf von der Couch! Damit machst du alle um dich glücklicher.

KAPITEL 10

Körperbild und Mode

WARUM ZIEHEN JUNGE LEUTE IHRE VERDAMMTEN HOSEN NICHT HOCH?

Jede Generation versucht, sich von ihren Eltern abzugrenzen, indem sie sich möglichst lächerlich kleidet. Aber Hosen auf Halbmast übertreffen alles bisher Dagewesene, selbst Krinolinen und Plateau-Sneaker. Doch warum laufen junge Leute mit dem Hosenbund unter dem Popo herum? Dazu gibt es mehrere konkurrierende Theorien.

1. IHRE ARME WERDEN KÜRZER.

Junge Leute halten sich unablässig das Smartphone ans Ohr, bis die Sehnen schließlich so kurz werden, dass sich ihre Arme nur noch unter Schmerzen ausstrecken lassen. Junge Leute empfinden es also als körperliche Qual, hinuntergreifen und ihre Hose hochziehen zu müssen. Doch keine Angst, die Youngster werden ihre verkrümmten Tyrannosaurus-Ärmchen nicht an die nächste Generation weitergeben. Denn erstens können erworbene Charakteristika nicht vererbt werden und zweitens haben junge Leute keinen Sex.

2. IHRE BEINE WERDEN LÄNGER.

Menschen wachsen etwa bis zum 21. Lebensjahr. Jede Generation wird ein bisschen größer als die vorhergehende (deswegen wirken wir Oldies so winzig). Halbmast-Idioten kaufen sich demonstrativ teure Klamotten, obwohl sie natürlich zu den Typen gehören, die sich solchen Luxus nur leisten können, wenn sie Verbrechen begehen. Schweineteure Designerhosen lassen sich aber nicht ohne Weiteres ersetzen, wenn man gewachsen ist. Halbmaster entblößen lieber ihren Hintern als ihre Sprunggelenke, weil sie in den Socken Drogen und Messer verstecken.

3. SIE GLAUBEN, COOL AUSZUSEHEN.

Tun sie aber nicht.

4. SIE WOLLEN IHRE DESIGNERSLIPS HERZEIGEN.

Diese Markensklaven beziehen ihr Selbstwertgefühl allein aus Schlägereien, erbärmlichen Versuchen zu rappen und Designerklamotten. Deshalb müssen sie der Welt unbedingt zeigen, dass sie bis zu den Nuggets hinunter nur das Beste vom Besten tragen.

5. SIE WOLLEN DAMIT VON IHREM FEHLENDEN VORBAU ABLENKEN.

Der Song »My Humps« (Meine Kurven) von den Black Eyed Peas ist eine Hymne an weibliche Rundungen und hämmert uns auf Schülerniveau die Botschaft ein, bis sie wirklich jeder kapiert: Hintern und Brüste sind was Feines.

Da junge Männer nun mal keine Brüste haben, präsentieren sie der Welt wenigstens ihren Hintern zum Bewundern. Das sollte niemanden überraschen. Seltsamerweise machen diese Typen aber nicht den logischen letzten Schritt, sich hinten Löcher in ihre Designerslips zu schneiden und ihre pickligen rosa Ärsche herzuzeigen, wie diese lächerlichen, Aufmerksamkeit heischenden Affen in Safariparks, die Wischerblätter von Autos klauen. Wieder mal haben die jungen Leute es geschafft, etwas Schönes in etwas … anderes zu verwandeln.

Die acht KÖRPERTYPEN

Bei Oldies gibt es nur acht Körpertypen, vier für jedes Geschlecht. Alte Menschen werden noch stärker als alle anderen Altersgruppen nach ihrem körperlichen Aussehen beurteilt, ihrem »Körpertypus«.

Der Körper alter Leute zeugt davon, wie sie die letzten 50 Jahre gelebt haben, spiegelt also ihren Charakter sehr gut wider.

Du glaubst ernsthaft, in keine der Kategorien zu gehören? Ach, mach dir doch nichts vor – in deinem Alter?! Eine passt garantiert!

♀

DICKE OMA

Du lächelst und kuschelst gern, und wenn du umherwatschelst, wabbelt der Speck. Wobei es schon rätselhaft ist, wie du so dick werden konntest, schließlich bist du doch ständig beschäftigt. Zu Hause erholst du dich im Kreis deiner Hummel-Figuren, du machst gern Wörter-Suchrätsel und strickst. Du siehst dir Seifenopern an, besitzt mehrere Cliff-Richards-Kalender und hast lachhaft viele Katzen und Enkel.

MAGERE OMA

Du hast dein ganzes Leben lang geraucht, bist meistens mürrisch und immer ist dir kalt. Du sitzt endlos auf deinem spröden Arsch herum und verschwindest fast in deinem Sessel. Du erwartest, dass alle nach deiner Pfeife tanzen. Warum bist du eigentlich so dünn? Du überlebst deinen Pantoffelhelden von Ehemann (wenn du ihn nicht schon überlebt hast), bist vermutlich zwischen 60 und 90 Jahre alt, siehst aber generell aus wie 110. Mindestens. Du zupfst dir die Augenbrauen zu stark, dein knallroter Lippenstift ist immer verschmiert, und nächstes Jahr brichst du dir das Handgelenk. Schon wieder.

SCHICKE OMA

Du bist groß, schlank (aber nicht hager) und entweder elegant oder aristokratisch-burschikos gekleidet. Du hast zu viele Cockerspaniel, trägst knallrosa Lippenstift, gelb, orange und lila karierte Wollsachen, eine wasserstoffblonde Margaret-Thatcher-Frisur, Perlen und getönte Brillen. Dank deines privilegierten Lebens überlebst du alle – sogar Tiefseemuscheln.

ALLE ANDEREN

In dieser Kategorie kommt es hauptsächlich darauf an, was du nicht bist: weder hager noch dick noch schick. Du bist praktisch unsichtbar, ein typisches Mütterchen an der Bushaltestelle, das in ihrem unförmigen Mantel auch ein Mann sein könnte.

DICKER, GLATZKÖPFIGER OPA

Glatzköpfige Opas sind im Schnitt dicker als behaarte, warum auch immer. Ist aber so. Wenn du zu den dicken Glatzköpfen gehörst, tröste dich mit dem Gedanken, dass du trotz deines fast schon krankhaften Übergewichts den hageren Arbeiter-Opa locker überlebst. Denn du rauchst nicht, bekommst eine gute Pension, genießt das Leben und hast nicht 30 Jahre lang Erde geschippt, Platten gelegt oder sonst einen körperlich anstrengenden Beruf ausgeübt, der die meisten Arbeiter schon vor dem Rentenalter umbringt (obwohl Bewegung ja angeblich gesund sein soll; noch so ein Rätsel).

DICKER OPA (MIT HAAREN)

Du hast zwar noch deine Haare, das kommt dich aber leider teuer zu stehen. Denn du hast deine Mähne nur behalten, weil du zu wenig Testosteron im Blut hast. Folglich siehst du aus wie eine alte Dame, mit deinem Altmänner-Pony wirkst du wie ein dramatisch gealterter Bastian Pastewka.

HAGERER ARBEITER-OPA

Sorry, aber du hast die Arschkarte gezogen. Du bist drahtig, gebräunt, mehrfach tätowiert und glaubst, in Schlägereien noch immer deinen Mann stehen zu können. Doch innerlich bist du ein Wrack, du bist ein heißer Kandidat für einen massiven Herzinfarkt. Selbst wenn du das Rauchen mit 14 schon wieder aufgegeben hast, leidest du doch mit ungleich höherer Wahrscheinlichkeit an Beschwerden wie Arthritis als Sesselfurzer, die 40 Jahre lang im Büro gearbeitet haben.

HAGERER SCHICKER OPA

Du bist enorm groß, sehnig und hast buschige Augenbrauen. Alle dicken schicken Opas hast du längst überlebt, die werden nämlich noch vor ihrem 50. Geburtstag vom Herzinfarkt dahingerafft. Auch alle anderen Typen sterben früher als du. Du hattest ein leichtes Leben, warst immer aktiv, kannst dir die beste medizinische Versorgung leisten, betreibst alles in Maßen – und bist deswegen ein grässlicher Langweiler.

Sieben Prinzipien, WIE DU DICH ALTERSGERECHT KLEIDEST

Dieser Abschnitt richtet sich in erster Linie an Frauen, denn alte Männer können anziehen, was sie wollen, ohne dass ein Hahn danach kräht. Frauen hingegen machen sich zum Gespött, wenn sie sich in Klamotten sehen lassen, die »ihrem Alter unangemessen« sind.

1. TRAG VIOLETT

Violett kommt immer gut, zum Beispiel wenn man viel Haut zeigen will. Zeig deine Krampfadern nur her! Warum sollten nur junge Mädchen ein Monopol auf knappe Kleidung haben? Deswegen brauchen junge Leute auch nicht lange, um sich ausgehfertig zu machen: Sie tragen ein wenig Makeup auf und legen dafür ein paar Schichten Kleidung ab. Zieh dich deinem Körper, nicht deinem Alter entsprechend an! Sollte das nicht funktionieren, zieh dich einem anderen Körper angemessen an.

2. ZEIG HER, WAS DU HAST

Beug dich nicht dem Sexismus und dem Jugendwahn, der ältere Frauen dazu bringt, ihre Vorzüge zu verstecken. Das haben wir doch alles längst hinter uns: Die halbwüchsige Tochter kam vor einem Rendezvous aus ihrem Zimmer, mit durchsichtiger Bluse und ohne BH. Du sagtest, so dürfe sie nicht vor die Tür gehen, und sie verspottete dich für deine Verklemmtheit. Schließlich müsse man seine Rosenknospen doch herzeigen. Jetzt endlich ist nach all den Jahrzehnten dein Augenblick der Rache gekommen! Wenn deine Tochter das nächste Mal mit Mann und Kindern bei dir auftaucht, öffnest du ihnen die Tür mit bloßem Oberkörper. Schreit deine Tochter dann entsetzt auf, ermahnst du sie: »Mach dich locker, Schätzchen. Du zeigst deine Rosenknospen her und ich meine hängenden Körbe.«

3. HAUTENGE KLEIDER

Sie waren früher für alle Frauen über 30 absolut tabu. Die allgemeine Ansicht lautete, junge Frauen dürften Taille und Kurven zur Schau stellen, ältere Frauen zeigten damit nur ihre Verzweiflung. Blodsinn! Für figurbetonte Klamotten aus Lycra-Polyester-Mischgewebe ist es nie zu spät. Männer wissen das längst und kaufen sich mit 40 Vollcarbon-Rennräder und dazu passende knallenge Radlerhosen. Ein schickes, die Figur betonendes Kleid kann dich 20 Jahre jünger aussehen lassen. Achte nur darauf, dass es die Knie noch knapp bedeckt, sonst hält man dich für eine abgetakelte Hure.

4. KOMBINATION AUS BLÜMCHENROCK UND STRICKJACKE

Ein bewährter Klassiker für ältere Damen. Ist dir das zu bieder, ersetzt du die weiße oder pastellfarbene Strickjacke durch ein signalfarbenes Top. Knallrot kommt immer gut. Dann ergänzt du den Look mit sexy Stöckelschuhen (wahlweise mit Riemchen). Oder ein paar Reißverschlüssen (siehe unten).

5. REISSVERSCHLÜSSE SIND COOL UND WIRKEN JUGENDLICH

Seit Michael Jackson im Video zu »Beat It« den Botschafter für Weltfrieden gab, gehört seine rote Reißverschluss-Jacke zu den kultigsten und meistparodierten Kleidungsstücken dieser Welt. So wie Ellbogenflicken älter machen, machen Reißverschlüsse jünger. Reißverschlüsse sind unbestreitbar cool, insbesondere wenn sie keinem offenkundigem Zweck dienen. Achtung: Der Jugendzauber von Reißverschlüssen versagt bei Pantoffeln und Leichensäcken! Ansonsten kannst du Reißverschlüsse an jedes Outfit nähen, insbesondere an den Klassiker Blümchenrock plus Top.

6. HIER EIN TIPP FÜR MÄNNER

Senioren liegen mit weißem Smokingjackett mit schwarzem Kragen immer richtig. Darin heben sie sich erfrischend von all den schwarzen und dunkelblauen Blazern ab, die Männer aussehen lassen, als gehörten sie alle demselben Gesangsverein an. Eine weiße Smokingjacke macht dich zum Bandleader. Noch hipper siehst du mit hochgekrempelten Ärmeln aus.

7. KLEIDUNGSSTÜCKE NICHT AUFEINANDER ABSTIMMEN!

Je ausgewogener dein Outfit ist, desto älter wirkst du. Kombiniere ruhig verschiedene Farben, Gewebe und Muster, aber übertreib es nicht – es liegt nur ein schmaler Grat zwischen Indie- und Obdachlosenlook.

Ein Haar auf dem Kopf

IST DOPPELT SO VIEL WERT

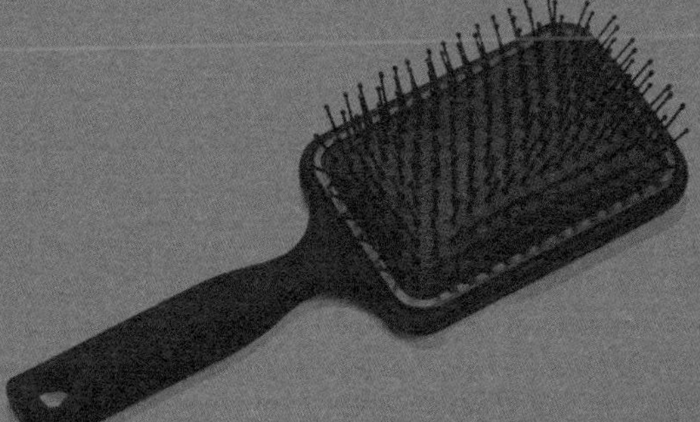

WIE ZWEI IN DER BÜRSTE.

Botoxen

ODER NICHT?

Die moderne Welt ist getrieben von Eitelkeit. Medien, Mode und Unterhaltungsindustrie setzen unerreichbare Schönheitsstandards und erzählen uns unablässig, für ein perfektes Leben brauche es lediglich ein perfektes Aussehen.

Leider ist diese Denkweise nicht neu. Wusstest du, dass der große Evolutionsbiologe Charles Darwin wegen seiner Nase beinahe nicht auf die historische Expedition der Beagle mitgenommen worden wäre? Der Kapitän des Schiffs, Robert FitzRoy, zweifelte, ob ein Mensch mit einem solchen Zinken »die notwendige Energie und Entschlossenheit« für eine solche Reise aufbringen könne. Daran war nichts Ungewöhnliches; FitzRoy glaubte schlicht, er könne an den Gesichtszügen den Charakter eines Menschen ablesen.

Ob es dir gefällt oder nicht, unser Aussehen spielt eine Rolle, und wir alle lassen uns vom Äußeren unserer Mitmenschen beeinflussen. Doch die Zeiten ändern sich: Früher ließ man sich liften, und wenn die Mullbinden weg waren, sah man aus wie zuvor, nur jünger. Heute lässt man sich Botox spritzen … und wirkt wie ein völlig anderer Mensch. Es ist lächerlich. Du kommst heim, dein Hund bellt dich an, deine Kinder erkennen dich nicht wieder und kein Gesichtsmuskel rührt sich mehr.

Aber bildet euch ruhig eure eigene Meinung. Hier fünf Vor- und Nachteile von Botox.

VORTEILE	NACHTEILE
Das in Botox verwendete Gift Botulinumtoxin ist gereinigt und deswegen total ungefährlich. Es enthält keine Bakterien, weshalb keine Infektionsgefahr besteht.	Botulinumtoxin ist ein vom Bakterium Clostridium botulinum ausgeschiedenes Nervengift. Es handelt sich um das tödlichste akut wirkende Gift, das die Wissenschaft kennt. Und das bekommst du ins Gesicht.
Es funktioniert, indem es Gesichtsmuskeln lähmt. So können die Falten, die genau genommen Verletzungen durch wiederholte Belastungen sind, heilen und deine Haut glättet sich.	Es lähmt deine Gesichtsmuskeln.
Botox wurde von der amerikanischen Arzneimittelbehörde FDA zugelassen.	Die Zulassung der FDA erstreckt sich lediglich auf die Behandlung von Falten zwischen den Augenbrauen.
Eine Botoxinjektion ist ebenso sehr Kunst wie Wissenschaft.	Selbst Heilpraktiker dürfen Botoxspritzen setzen, obwohl es sich um einen medizinischen Eingriff handelt, der katastrophal schiefgehen kann.
Botox ist ein eingetragenes Warenzeichen.	Damit sollte alles gesagt sein. Eigentlich müsste man dich dafür bezahlen, dass man dir Gift ins Gesicht spritzt, aber die werden reich, nicht du.

Senioren-Stil

GEBOTE UND VERBOTE

Image ist alles, in jedem Alter. Auch sogenannte Querdenker versuchen mit ihren Klamotten zu zeigen, dass sie sich nicht um Moden scheren. Du kannst dem Modediktat nicht entkommen, also übernimm, was für dich passt, und lass weg, was für dich gar nicht geht.

GEBOTE

1. Steck dir das T-Shirt in die Hose. Als Oldie hast du die Verpflichtung, legere Kleidung möglichst förmlich zu tragen.

2. Die Krawatte eines Mannes sollte immer genau bis zur Mitte der Gürtelschnalle reichen. Solltest du deine Hosen also bis zu den Brustwarzen hochziehen, kappst du deine Lieblingsschlipse entsprechend.

3. Sakkos immer bis ganz oben zuknöpfen. Eigentlich lauten die Sakkoregeln so: Von zwei Knöpfen schließt du nur den oberen. Von drei Knöpfen schließt du nur den obersten, nur den mittleren oder den mittleren und den oberen. Aber wer soll sich das alles merken?! Wenn du über 60 bist, schließt du am besten alle Knöpfe, bis zum Hals. Fertig.

4. In Sandalen immer Socken tragen.

5. Männer: Je älter ihr seid, desto ausgebeulter sollten eure

Taschen sein, also weg mit der eleganten Geldscheinklammer und her mit der dicken Geldbörse! Stopf sie bis zum Platzen voll mit Kleingeld und einem Stapel Kundenkarten, quetsch sie dann zusammen mit deinem riesigen Stofftaschentuch in deine Hosentasche.

VERBOTE

1. Trag nichts Trendiges! In modischer Kleidung sieht man idiotisch aus. Erinnerst du dich, wie du in den Siebzigern rumgelaufen bist? Halt dich lieber an bewährte, stilvolle Kleidung, der die Zeit nichts anhaben kann.

2. Erinnerst du dich an die absurde Brezel, die Beatrice of York bei der königlichen Hochzeit auf dem Kopf trug? Genau, die. Zieh nie so was an. Unter keinen Umständen!

3. Junge Leute stehen total auf überdimensionierte Gürtelschnallen und Armbanduhren. Für dich sind solche Accessoires tabu, und sogar junge Leute sehen mit ihnen bescheuert aus. Nur Volltrottel tragen Armbanduhren, die breiter sind als ihr Handgelenk. Oldies sollten sich am klassischen Stil orientieren, also kleine Armbanduhren mit rechteckigem und unlesbar kleinem Ziffernblatt tragen und schmale, hässliche Gürtel, mit denen man Käse schneiden kann.

4. Meine Damen, versucht bitte nicht, dünner werdende Wimpern mit tonnenweise dunkler Mascara zu kompensieren. Ihr seid vielleicht stolz auf eure Smokey Eyes, aber ihr seht aus wie Día de los Muertos. Das gilt übrigens für sämtliches Makeup. Wenn ihr es in eurem Alter übertreibt, seht ihr aus wie schlecht geschminkte Transvestiten.

5. Zu viel Rouge sieht nicht nur blöd aus, es verkündet auch der ganzen Welt: »Achtung, verrückte alte Schachtel!«

KAPITEL 11

Spaß und Abenteuer

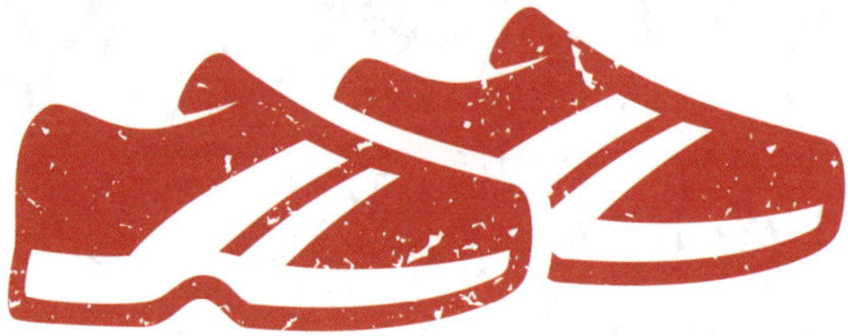

WARUM SIND JUNGE LEUTE SOLCHE NAIVEN, ABENTEUERGEILEN UND ADRENALINGETRIEBENEN HIPSTER?

Hört zu, ihr Vollidioten, die ihr eine Taschenuhr tragt, seit ihr Tim Burtons *Alice im Wunderland* gesehen habt: Das Human Biodiversity Institute hätte Taschenuhren verschenken sollen, an die ersten 100 000 glücklichen Bewerber, die sich im Gegenzug bereit erklären, sich die Eileiter abbinden beziehungsweise die Samenleiter mit einem pneumatischen Tacker verschließen zu lassen.

Jungen Leute fehlt es völlig an Selbsterkenntnis, sie halten sich für unsterblich und sind immer auf der Suche nach dem nächsten Kick. Glücklicherweise entstanden dabei ein paar Millionen YouTube-Filmchen von Leuten, die neben den Swimmingpool krachen, beim Salto rückwärts auf dem Nacken landen, Wheelies versemmeln und sich ihre Eier an Treppengeländern zermatschen.

Junge Leute versuchen verzweifelt, aus der Masse herauszustechen, entweder durch hirnlose Mutproben oder gerade angesagte Hipster-Marotten (wie das altkluge Dozieren über Dinge, von denen die Zuhörer nichts verstehen) – genau wie all ihre anderen Hipster-Freunde. Es ist echt beschissen, jung zu sein. Du erinnerst dich, oder? Erst jetzt als Oldie verstehst du (vielleicht zu spät), dass man sich als Hipster sein Leben, seine Jobaussichten und seine Zukunft versaut.

Nicht die Sanftmütigen werden das Erdreich besitzen, sondern die hirnlosen Sklaven, denen es derart an Fantasie mangelt, dass es sie nicht langweilt, all das öde Zeug zu tun, das getan werden muss, damit man Karriere macht. Diese Hohlköpfe leben später in dicken Villen, schicken ihre Kinder auf Privatschulen und machen drei Mal im Jahr Urlaub. Um Erfolg zu haben, muss man langweilig sein – auch wenn Reiche immer den Eindruck zu erwecken versuchen, sie seien interessant, leidenschaftlich und originell. Klar, Warren Buffett, George Soros und Lewis Hamilton machen das, was sie tun, leidenschaftlich. Gleichzeitig haben sie aber auch das Glück, so fantasielos zu sein, dass es sie nicht zu Tode langweilt, tagein, tagaus das Gleiche zu wiederholen. Sie haben keine Vision, wahrscheinlich würden sie Helmut Schmidt zustimmen: »Wer Visionen hat, sollte zum Augenarzt.« Sie verfolgen keinerlei andere Interessen, sodass sie ihre gesamte Lebenszeit dem Geldscheffeln widmen können. Mit David Beckham verhält es sich genauso: In seiner Kindheit fand sein winziger Verstand es absolut erfüllend, stundenlang einen Ball gegen ein Garagentor zu kicken. Nur dank diesem totalen Mangel an Fantasie konnte er später Weltklassefußballer werden.

Wenn du den jungen Leuten noch eine Lebensweisheit mitgeben willst, bevor du das Sprachvermögen verlierst, dann diese: Sich durchkämpfen und langfristig planen bringt viel mehr, als jeder Laune nachzugeben.

Tipps für eine BUCKET-LISTE

Kaum zu glauben, dass *The Bucket List* (Das Beste kommt zum Schluss) schon in grauer Vorzeit entstand, nämlich im Jahr 2007. Der Film handelt kurz gefasst davon, wie zwei sterbende Männer (gespielt von Jack Nicholson und Morgan Freeman) es schaffen, jeden Gedanken an ihren nahenden Tod auszublenden, indem sie auf der Jagd nach einzigartigen Erfahrungen rastlos um die Welt zischen.

Hast du schon eine Liste mit Dingen geschrieben, die du vor deinem Tod noch erleben willst? Nein? Was stimmt nicht mit dir?! Wieso willst du dich nicht von deinem unmittelbar bevorstehenden Ableben ablenken lassen, indem du mit Delfinen planschst oder den Sonnenuntergang bewunderst, während dein Hintern bei einem Tandem-Fallschirmsprung gegen das Gemächt des Tandempiloten gedrückt wird?

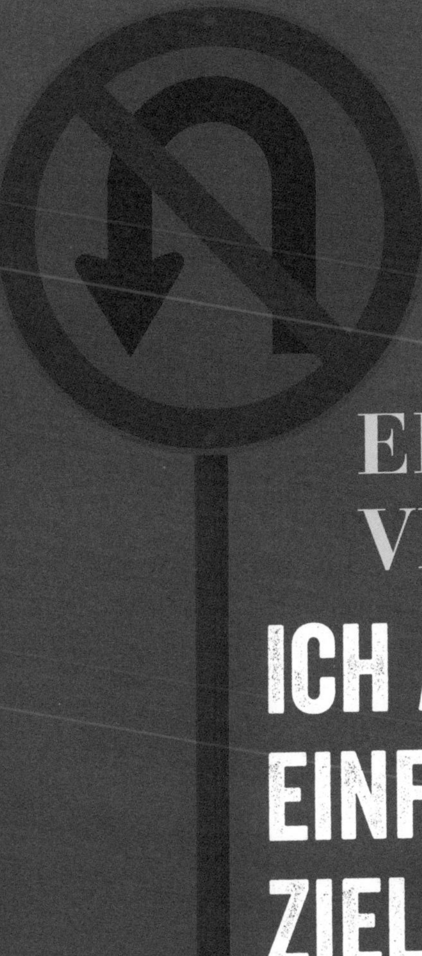

Ich fürchte mich nicht, wenn ich mich

EIN WENIG VERIRRE.

ICH ÄNDERE EINFACH MEIN ZIEL.

Mach dir vor dem Erstellen deiner Bucket-Liste klar, dass es nicht darum geht, andere Leute zu beeindrucken, sondern um deine ureigensten Wünsche. Spar dir also die Klassiker (Schwimmen mit Delfinen, Dreier im Bett, Erlernen einer Fremdsprache) und lass dich nicht vom Konsumdenken verführen! Die Punkte auf der Liste sollten dein Leben bereichern und nicht einfach so abgehakt werden. Überleg dir Erfahrungen, die dich als Mensch reifen lassen und dich anderen Menschen näher bringen, statt Abenteuer, mit denen sich angeben lässt.

Übrigens: Wenn du wirklich weise wärst, bräuchtest du keine Bucket-Liste – du wüsstest, dass du bereits alles hast, was du brauchst. Allein der Umstand, dass du eine Liste schreibst, verrät, dass du nichts kapiert hast.

Doch warum sollte man nach fremden Regeln leben? Oder auch nur nach den eigenen? Wenn du dir etwas vorstellen kannst, lohnt der Versuch sich wahrscheinlich – wobei es natürlich vorkommen kann, dass jemand dich zu stoppen versucht. Das Leben ist zu kurz, um mit umschlungenen Knien auf der Couch zu hocken. Folge den flüsternden Stimmen in deinem Kopf. (Aber welchen?) Handle jetzt, bevor kräftige Männer in weißen Turnschuhen dich wegtragen, sedieren und erst nach einer Lobotomie wieder entlassen.

Hier eine Beispielliste zur Anregung:

1. Zähle, wie oft du in einem Jahr zwinkerst.

2. Befreie alle Tauben auf dem Trafalgar Square.

3. Schenk Roger Moore einen vergoldeten Dachträger.

4. Ernähre dich sechs Monate lang ausschließlich von Hostien.

5. Verwahre dein Gesicht in einem Konservenglas an der Eingangstür.

6. Brenn deiner Katze den Text der Genesis mit einem Lötkolben auf die Haut.
7. Besuch alle Pinguine der Welt. Zwei Mal.
8. Bring dein Lieblingsstück Asphalt nach Rom und lass es vom Papst küssen.
9. Leck an einem Eisberg.
10. Entferne dir die gesamte Haut mit einem Zahnstocher.
11. Schmuggle eine Tasche voller Nagelclips in ein Flugzeug.
12. Lerne, in allen Farben des sichtbaren Spektrums zu urinieren.
13. Erfinde einen Staubsauger mit einem eigenen Glaubenssystem.
14. Durchquere die Wüste Gobi auf Rollschuhen und mit nur einer Arschbacke.
15. Schneid dir die Nase ab, um dein Gesicht zu ärgern.
16. Reinige einem anderen die Zahnzwischenräume mit Zahnseide.
17. Kratz die Algen von einem Dreifingerfaultier.
18. Bau ein lebensgroßes Modell von Hildegard Knef aus Fahrscheinen für Bus und Bahn.
19. Schick der Nato eine 4000-seitige Aufstellung deiner Fingerhüte.
20. Blick direkt in eine totale Sonnenfinsternis.
21. Uriniere auf einen Heizstrahler.

22. Beschmier dich mit Anchovis und lass dich von einem Eisbären trösten.

23. Fahr mit einem Cabrio über die Route 66 und lass auf dem Beifahrersitz ein Schachspiel aus Schokolade in der Sonne schmelzen.

24. Kauf einen gebrauchten Fahrradhelm.

25. Verwandle deine Brustwarzen in Rauchmelder.

Es ist nie zu spät, SICH DAS JOGGEN ABZUGEWÖHNEN

Wissenschaftler haben in Europa über zwölf Jahre hinweg 334 161 Probanden im anfänglichen Alter von 50 Jahren beobachtet, um die Auswirkungen von Übergewicht und Bewegung auf die Sterblichkeit zu untersuchen. Ihren kürzlich veröffentlichten Ergebnissen zufolge hatten die Probanden, die sich täglich von ihrem Hintern erhoben und sich wenigstens ein bisschen bewegten – 20 Minuten flotter Spaziergang reichten schon – ein bis zu 30 Prozent geringeres Sterberisiko als die Couch-Potatoes. Und jetzt die gute Nachricht: Du darfst sofort aufhören zu joggen!

Denn der größte Unterschied bestand zwischen den Couch-Potatoes und den Spaziergängern; die Jogger holten zusätzlich kaum mehr raus. Das Letzte rausholen – das können wir olympischen Radmannschaften überlassen. Warum sollten wir uns abhetzen, nur um vielleicht ein paar Monate Lebenszeit rauszuschlagen (von denen man die vielen Monate abziehen muss, die man keuchend und schwitzend verschwendet)?

Die Botschaft lautet also: Nur die Ruhe! Weniger ist mehr, und ein bisschen lockere Bewegung hilft enorm, wenn du momentan weniger als nichts tust. Einer anderen Studie zufolge gehören drei von vier Leuten 75 Prozent der Gesamtbevölkerung an. Geh diesen Leuten aus dem Weg und versuche, zum restlichen Viertel zu gehören. Dieses Prinzip lässt sich auf viele andere Lebensbereiche übertragen. Reduzieren heißt, das Unnötige wegzulassen und sich ganz auf das wirklich Wichtige zu konzentrieren.

1. Entrümple dein Zuhause. Nimm beim Einkaufen von allem nur eines mit. Boykottiere »Zwei-zum-Preis-von-einem«-Angebote, vielleicht kapieren Supermärkte dann irgendwann, dass wir lieber einen vernünftigen Preis zahlen würden, anstatt mit vollen Schränken zu sterben. Auch wenn man ein Glas Tomatensoße hat, das noch 18 Monate lang hält, könnte schließlich morgen schon die Welt untergehen.

2. Wirf alles weg, was du nur aus Schuldgefühlen aufhebst. Hat dir beispielsweise dein Sohn zu Weihnachten eine Passhülle aus Leder geschenkt, dann steck sie nicht in eine Schublade, sondern bring sie gleich zu Oxfam, anstatt eine »angemessene« Zeit zu warten, bis deine Schuldgefühle nachgelassen haben.

3. Zieh jeden Tag die gleichen Sachen an. So bleibt dir mehr Zeit, dich auf wirklich wichtige Dinge zu konzentrieren. Steve Jobs trug immer schwarze Rollkragenpullis und Jeans, Obama trägt immer schwarze oder dunkelblaue Anzüge und Pu der Bär immer das gleiche rote T-Shirt und keine Unterhose.

KAPITEL 12

Weiterentwicklung und persönliche Kreativität

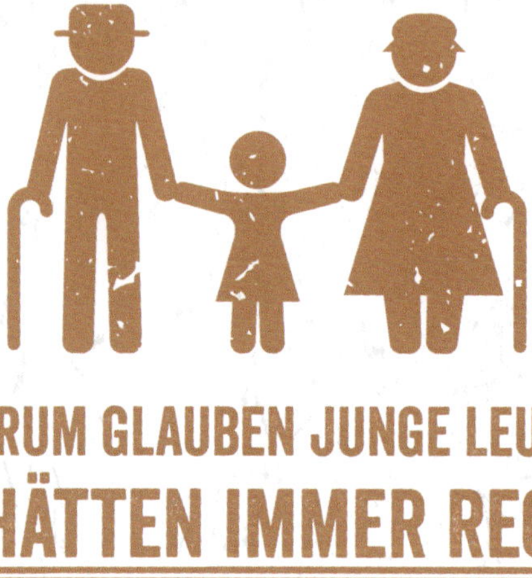

WARUM GLAUBEN JUNGE LEUTE, SIE HÄTTEN IMMER RECHT?

Mark Twain brachte dieses Phänomen perfekt auf den Punkt: »Als ich 14 war, war mein Vater so dumm, dass ich ihn kaum ertragen konnte. Doch mit 21 stellte ich erstaunt fest, wie viel er in sieben Jahren gelernt hatte.«

Ältere Menschen sind klüger, so ist das nun mal. Hast du mit einem Senior eine Meinungsverschiedenheit, hältst du am besten die Klappe und spitzt die Ohren. Selbst wenn er Blödsinn erzählt, steckt doch ein solcher Erfahrungsschatz dahinter, dass er zumindest aus den richtigen Gründen unrecht hat. Sein Unsinn enthält mehr Information. Also, warum glauben junge Leute nun eigentlich, sie hätten immer Recht?

1. Was junge Leute wirklich brauchen, ist ein Filter, der ihnen sagt, wann sie einem älteren Menschen zuhören und wann sie ihn ignorieren sollen. Da ihnen dieser Filter abgeht, hören junge Leute der Einfachheit halber gar nicht zu.

2. Wenn erfahrene Menschen sagen, etwas sei möglich, haben sie meist Recht. Sagen sie, etwas sei unmöglich, haben sie meist Unrecht.

3. Oldies haben kein Monopol auf Dummheit.

4. Organisationen sind wie Bürogebäude: Erfahrungen bilden das solide Fundament, auf dem alles andere ruht. Vertrauen ist der Mörtel, der die Ziegel zusammenhält, und Engstirnigkeit bietet Schutz, wie ein Dach. Junge Leute sind in diesem Bild die Kopierer: ständig gestört.

5. Junge Leute tun gern erwachsen, indem sie sich ein Beispiel an älteren Menschen nehmen, die herumstolzieren und selbstsicher ihre Meinung kundtun. Kein Wunder, dass junge Leute glauben, Diskussionen abzukürzen und überhastet Entscheidungen zu fällen führe zum Erfolg. Genau das lernen sie ja in der Schule: Belohnt wird derjenige, der Antworten gibt, nicht derjenige, der neue Fragen aufwirft.

6. Eine indianische Weisheit lautet: »Urteile nicht über Menschen, ehe du eine Meile in ihren Mokassins gegangen bist.« Wobei der Tipp in der Praxis kaum umzusetzen ist, weil junge Leute alle riesige Yeti-Füße haben, acht Nummern größer als deine eigenen. Aber es stimmt schon, Empathie ist wichtig. Halten wir uns doch einmal vor Augen, was es heute bedeutet, jung zu sein. Am besten fühlen wir uns in unsere erwachsenen Kinder ein, indem wir einen Tag lang vor der Schule unserer Enkelkinder parken und sie mit Kamera und Feldstecher beobachten. Den Polizisten, die bald kommen und dich fragen werden, was du da treibst, zeigst du einfach diese Passage im Buch. Wahrscheinlich gratulieren sie dir zu deinem bürgerschaftlichen Engagement und bitten dich möglicherweise auf die Polizeiwache, um dort ausführlicher mit dir zu plaudern.

So wirst du

SUPEROMA/SUPEROPA

In der modernen Welt bedeutet Babysitten 99 Prozent Transpiration und ein Prozent Erfüllung. Auf die Enkel aufzupassen ist immer anstrengend, meist frustrierend und kaum je der Mühe wert. Doch das muss nicht so sein.

Willst du wissen, wie du deine Enkelkinder mit minimalem Aufwand beaufsichtigst? Das Erfolgsgeheimnis lautet: Stell deine Bedürfnisse über ihre! Ob du es glaubst oder nicht, Psychologen wissen inzwischen, dass deine Enkel nicht glücklich sein können, solange du es nicht bist. Also nur zu, gieß dir noch einen Whisky ein, schnapp dir die Fernbedienung und zeig ihnen, dass du auch Bedürfnisse hast.

ARMDRÜCKEN

Ergreife jede Gelegenheit, mit deinen Enkeln Arm zu drücken. So lernen sie, mit Anstand zu verlieren – und dass du hier der Boss bist. Hör aber damit auf, sobald sie groß genug sind, dich zu vermöbeln.

BESTECHUNG

Bestechung ist keine gute Methode zur Disziplinierung. Probier es lieber mit Erpressung.

KINDER LIEBEN ÜBERRASCHUNGEN

Kinder langweilen sich schnell. Gestalte ihren Besuch spannender, indem du dich völlig unvorhersehbar verhältst. Was für ein Spaß! Koch irgendwann zwischen 16 Uhr und Mitternacht das Abendessen – oder lass es bleiben. Komm jeden Tag zu einer anderen Zeit vom Wettbüro nach Hause. Versprich sie ins Disneyland mitzunehmen und vergiss dein Versprechen sofort wieder. Verlier die Beherrschung und lach dann hysterisch. Kinder lieben es, auf Trab gehalten zu werden!

DEINE BEDÜRFNISSE ZUERST

Das Einzige, was ich

HEUTZUTAGE
NOCH ÜBE,

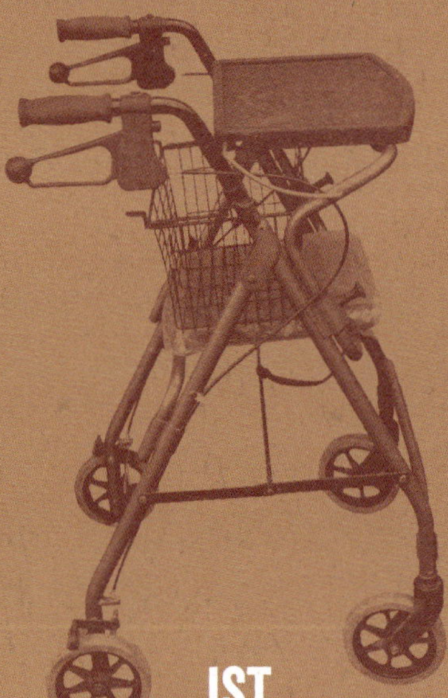

IST

VORSICHT!

KADAVER

Erwecke das latente Interesse deiner Enkel an toten Tieren. Schenk ihnen eine Digitalkamera und beobachte, wie sie ein faszinierendes und fesselndes neues Hobby entdecken. Auf Autofahrten können sie sich jetzt stundenlang damit beschäftigen, tote Dachse zu zählen.

ERWÜNSCHTES VERHALTEN ERMUTIGEN

Verbote helfen gar nichts gegen unerwünschtes Benehmen. Beginn deine Sätze mit »mach«, nicht mit »hör auf«. Beispiele: »Mach das nochmal und es knallt«, »Mach nur, dass ich aufstehen muss« und »Mach, was ich dir sage, nicht, was ich selbst mache«.

KINDERSCHMINKEN ODER TATTOOS?

Kinder lieben es, sich das Gesicht schminken zu lassen, und nörgeln so lange, bis du dem Typen im Einkaufszentrum einen Haufen gutes Geld hinblätterst – und hinterher sehen die Kinder kein bisschen aus wie Feen oder Tiger. Langfristig kommt es viel günstiger, deinen Enkeln ein großes Gesichtstattoo zu spendieren. In Tattoostudios arbeiten echte Künstler, an deren Werken man lange Freude hat.

GRUPPENUMARMUNG

Gruppenumarmungen sind Zeitverschwendung, auch wenn Beziehungsgurus das Gegenteil behaupten. Im wahren Leben werden deine Enkel nie Gruppenumarmungen erleben. Bring ihnen lieber ein paar praktische Fähigkeiten bei, etwa wie man einen pneumatischen Tacker bedient, Zahnseide benutzt oder eine Dose Anchovis öffnet, ohne sich mit stinkendem Fischöl zu bekleckern.

EHRLICHKEIT

Sei immer ehrlich. Macht das Kind etwas Dummes, schaust du ihm in die Augen und sagst: »Du bist echt blöd.« Dann gibst du ihm einen konstruktiven Rat: »Mach es so, du Hirni …«

EINGEBILDETE FREUNDE

Wenn Kinder dir von imaginären Freunden erzählen, versuchen sie nur, dich auf die Schippe zu nehmen. Räche dich, indem du ihnen zum Geburtstag einen leeren Karton mit einer imaginären Xbox schenkst. Du wirst nie wieder etwas von eingebildeten Freunden hören!

LERNEN

Kinder saugen Wissen auf wie Schwämme. Ermutige sie, ihrer Neugier nachzugehen, und zeig ihnen, wo sie nachsehen müssen. So lernen sie, sich selbstständig Wissen anzueignen. Fragen sie beispielsweise, wo der Mount Everest liegt, sagst du ihnen, sie sollen bei Wikipedia nachsehen. Fragen sie, wie Babys gemacht werden, verweist du sie auf Wikipedia. Fragen sie, wer die Glühbirne erfunden hat, verweist du sie auf Wikipedia. Fragen sie, wo das Abendessen bleibt, sagst du ihnen, sie sollen im Eisfach nachsehen und so weiter.

LIEBE

Kinder lieben es, sich nützlich zu machen, und sie lieben es, geliebt zu werden. Nähre das Gefühl von Liebe in deinen Enkeln, indem du deine Sätze so beginnst: »Ich liebe dich, wenn du …« Beispiele: »Ich liebe dich, wenn du mir ein Bier holst.« »Ich liebe dich, wenn du abspülst.« »Ich liebe dich, wenn du den Müll hinausbringst.« Und so weiter.

FEHLER MACHEN

Lass Kinder ihre eigenen Fehler machen. Das erlaubt dir, auf der Couch sitzen zu bleiben und dich auf ihre Kosten zu amüsieren.

ANGST VOR DER DUNKELHEIT

Fürchtet sich dein Enkel vor der Dunkelheit, installierst du eine 10 000-Watt-Flutleuchte in seinem Schlafzimmer. Nach wenigen Stunden wird er dich anflehen, sie auszuschalten, damit er schlafen kann.

RIVALITÄTEN

Fördere eine gesunde Rivalität zwischen deinen Enkeln, indem du sie ständig miteinander vergleichst. Beginne Sätze mit: »Warum kannst du nicht sein wie …«

GERECHTIGKEITSGEFÜHL

Schärfe das Bewusstsein deiner Enkel für soziales Unrecht, indem du sie in die nächste Stadt bringst und ihnen Obdachlose zeigst. Erklär ihnen, dass viele Menschen auf der Straße leben, weil die Situation daheim für sie unerträglich wurde. Reib ihnen diese Tatsache immer unter die Nase, wenn sie dir auf die Nerven gehen.

STEHLEN

Kinder stehlen meist aus einem von zwei Gründen: Entweder sehnen sie sich nach Aufmerksamkeit oder nach Besitz. Stehlen um des materiellen Vorteils willen ist absolut gesund und normal. Klaut das Kind aber, um deine Aufmerksamkeit zu bekommen, schreibst du ihm eine Wunschliste von Dingen, die es für dich mopsen soll. So verschaffst du ihm Erfolgserlebnisse und zeigst ihm, dass du es nicht verdammst.

GEMEINSAMKEIT

Macht zusammen etwas Kreatives und genießt es, gemeinsam Ziele zu erreichen, beispielsweise ein Abendessen zu kochen. Gib jedem Kind eine bestimmte Aufgabe: Der eine holt die Packung aus dem Eisfach, der zweite liest die Zubereitungshinweise, der dritte bedient die Mikrowelle.

GEMEINSAM KOCHEN

12 Zeichen, DASS DU ABBAUST

Die Anzeichen dafür, dass du allmählich abbaust, sind allgegenwärtig, du musst der Wahrheit nur ins Gesicht sehen. Machst du manchmal verrückte oder dumme Dinge? Dann tu lieber so, als seist du verrückt – denn niemand kann Dummköpfe leiden.

1. Deine erwachsenen Kinder fangen an, dir zum Geburtstag und zu Weihnachten Dinge zu schenken, die sie später erben möchten, sich aber niemals selbst leisten würden. Hellbraune Ledersachen beispielsweise sollten bei dir die Alarmglocken schrillen lassen. Schenkt dein Sohn dir eine teure Lederhülle für den Pass, zeigt er damit, dass er dein baldiges Ableben erwartet. Möglicherweise bedient er sich

aus lauter Ungeduld selbst in deiner Schublade für unbenutzte Geschenke, noch bevor du das Zeitliche segnest.

2. Während du gerade hitzig mit deinem Nachbarn streitest, wer den Zaun zwischen den Grundstücken streichen muss, flüsterst du plötzlich »Strut that ass« und lachst drei Stunden lang.

3. Plötzlich verlierst du das Interesse am 3000-Teile-Puzzle »Die Bombardierung Algiers«, an dem du die letzten zwei Wochen gearbeitet hast.

4. Plötzlich erwacht dein Interesse am 3000-Teile-Puzzle »Die Bombardierung Algiers« wieder, an dem du die letzten zwei Wochen gearbeitet hast.

5. Jedes Mal, wenn du die Treppe runtergehst, knallst du unten mit dem Gesicht gegen die Wand.

6. Du kennst den gesamten Text von Nicki Minajs letzter Single, weißt aber nicht, woher.

7. Du fährst in ein Drive-in, stellst das Essen auf den Beifahrersitz und gurtest es vor dem Losfahren vorsichtig an.

8. Du hängst eine Liste von Menschen, die du töten möchtest, an deinen Kühlschrank. Die Namen auf der Liste der Vorwoche sind alle durchgestrichen.

9. Du atmest nur noch an nationalen Feiertagen durch die Nase.

10. Du bietest deine abgeschnittenen Zehennägel auf eBay an.

11. Du verwahrst Regenschirme und Zeitungen im Kühlschrank und hast mehr Katzen als Teelöffel.

12. Und zuletzt: Wenn du immer glücklich bist, hast du den Verstand verloren.

Bibliografische Information der Deutschen Nationalbibliothek:
Die Deutsche Nationalbibliothek verzeichnet diese Publikation in der Deutschen Nationalbibliografie.
Detaillierte bibliografische Daten sind im Internet über http://d-nb.de abrufbar.

Für Fragen und Anregungen
info@rivaverlag.de

5. Auflage 2021

Türkenstraße 89
80799 München
Tel.: 089 651285-0
Fax: 089 652096

Die englische Originalausgabe erschien 2015 bei Baker & Taylor UK Ltd, Bicester, Oxfordshire, unter dem Titel *The Slightly Dangerous Book for Oldies*.

Text: Michael Powell
Übersetzung: Martin Bauer
Layout: Pamela Machleidt in Anlehnung an das Original von Milestone Design und Bag of Badgers
Umschlaggestaltung: Manuela Amode und Pamela Machleidt in Anlehnung an das Original
Umschlagabbildung: Shutterstock/Ysbrand Cosijn
Satz: ZeroSoft, Timisoara
Druck: Florjancic Tisk d.o.o., Slowenien
Printed in the EU

ISBN Print: 978-3-7423-0447-6
ISBN E-Book (PDF): 978-3-95971-976-6
ISBN E-Book (EPUB, Mobi): 978-3-95971-977-3